Christopher **VASEY**

Alternatives naturelles aux antibiotiques

Lutter contre les infections
en renforçant le terrain

jouvence
Santé

Du même auteur aux Éditions Jouvence :
Quand le corps a soif..., 2014
Manuel de détoxication, 2014
La cure de petit-lait, 2013
Les anti-inflammatoires naturels, 2013
Les complements alimentaires naturels, 2012
Gérez votre équilibre acido-basique, 2012
L'équilibre acido-basique, 2011
Détoxication optimale, 2011
Petit traité de naturopathie, 2011
Les cures de santé, 2010
Manuel de diététique, de nutrition et d'alimentation saine, 2009
La fièvre, une amie à respecter, 2008
Remèdes de grand-maman, 2008
Un hiver sans grippe, 1997

Catalogue gratuit sur simple demande
Éditions Jouvence
France : BP 90107 — 74161 Saint-Julien-en-Genevois Cedex
Suisse : CP 89 — 1226 Thônex (Genève)
Site internet : www.editions-jouvence.com
Email : info@editions-jouvence.com

ISBN : 978-2-88353-378-3

ISBN : 978-2-88911-526-6

Couverture et maquette intérieure : Éditions Jouvence
Mise en page : Stéphanie Roze
Copyrights couverture : @ arnau2098, @ kulezca,
@ Sunny studio, @ PhotoSG
Schéma anatomique p. 47 : Rosalie Vasey

Sommaire

Chapitre 4

Chapitre 5

Chapitre 6

Chapitre 8

Chapitre 9

Avertissement

Les maladies infectieuses mal soignées peuvent avoir des conséquences très graves pour la santé. Les schémas thérapeutiques proposés dans ce livre ne sauraient donc remplacer les conseils éclairés d'un thérapeute compétent. Dans les cas graves, il faut toujours s'en remettre à l'homme de l'art.

Abréviations utilisées

HE = *huile essentielle*
TM = *teinture-mère*

Introduction

La nature nous offre de nombreux antibiotiques naturels en provenance du monde végétal, qui ont pour avantage d'agir avec force sur les microbes, mais avec douceur sur le corps. Pourquoi ne sont-ils pas plus connus et utilisés ?

Pendant longtemps, la cause réelle des maladies infectieuses est restée mystérieuse. En l'absence de traitement rationnel, de nombreux malades succombèrent à leurs maux. Ce n'est qu'au XIXe siècle que l'existence des microbes fut mise en évidence. À partir de 1929, la découverte de la pénicilline, puis celle de nombreux autres antibiotiques, ont enfin permis le traitement spécifique des maladies infectieuses. Les décès et les souffrances liés à ces maladies diminuèrent de manière si spectaculaire que les plantes utilisées empiriquement jusque-là pour lutter contre les microbes furent délaissées.

Ces dernières décennies cependant, de plus en plus de recherches les ont remises à l'honneur. Des études approfondies ont permis une meilleure connaissance de leurs nombreuses molécules antibiotiques. Celles-ci se sont révélées non seulement d'une efficacité thérapeutique plus grande qu'on ne le pensait, mais aussi d'un spectre d'action plus large. Beaucoup d'entre elles, en effet, agissent également sur les virus, ce qui n'est pas le cas des molécules des antibiotiques pharmaceutiques… À cela s'ajoute encore le fait que leurs effets secondaires — si elles en ont — sont bénins et qu'elles n'incitent pas les microbes à développer des résistances.

Une meilleure préparation des remèdes à base de plantes antibiotiques a également permis d'obtenir des produits plus puissants et fiables.

Le but de ce livre est d'introduire le lecteur dans le monde des antibiotiques naturels, en lui en présentant une vingtaine et en expliquant comment ils s'utilisent. Pour ce faire, le rôle des microbes dans les maladies infectieuses est d'abord explicité, ainsi que celui du terrain et du système immunitaire sur le développement possible d'infections.

Sont également abordés : le mode d'action des antibiotiques classiques, la question de leurs effets secondaires et le développement d'une résistance des microbes en réaction à leur emploi, puisque le recours aux antibiotiques naturels constitue une solution à ces problèmes.

Cela ne signifie pas qu'il faille rejeter les antibiotiques classiques. Ils rendent d'énormes services et l'on ne peut qu'être heureux qu'ils existent. Dans certains cas, ils sont même indispensables. La question est plutôt d'***agir avec discernement en choisissant le remède le plus efficace*** pour le patient traité, l'efficacité étant comprise ici non seulement comme la capacité de juguler l'infection, mais aussi comme celle de ***ne pas nuire à l'organisme.*** Or, dans les infections bénignes et les maladies chroniques dont l'intensité et l'évolution sont bien connues du patient, l'usage des antibiotiques naturels serait beaucoup plus favorable à cause de l'***absence de nocivité.***

Quoi qu'il en soit, dans le doute et dans les cas graves, les conseils éclairés de l'homme de l'art sont toujours indispensables.

Une question de vocabulaire doit encore être précisée. Tout au long de ce livre, nous employons l'expression ***antibiotique naturel.*** Le terme *antibiotique* est utilisé ici dans son sens large. En effet, à proprement parler, il désigne uniquement les substances produites par des micro-organismes qui ont la propriété de tuer les microbes pathogènes ou d'inhiber leur multiplication. Mais comme les molécules de certaines plantes médicinales possèdent les mêmes propriétés et que le terme *antibiotique* est bien connu du public, nous l'utilisons quand même, bien que les plantes ne soient pas des micro-organismes. En lui ajoutant le qualificatif ***naturel***, la différence avec les antibiotiques classiques est clairement établie.

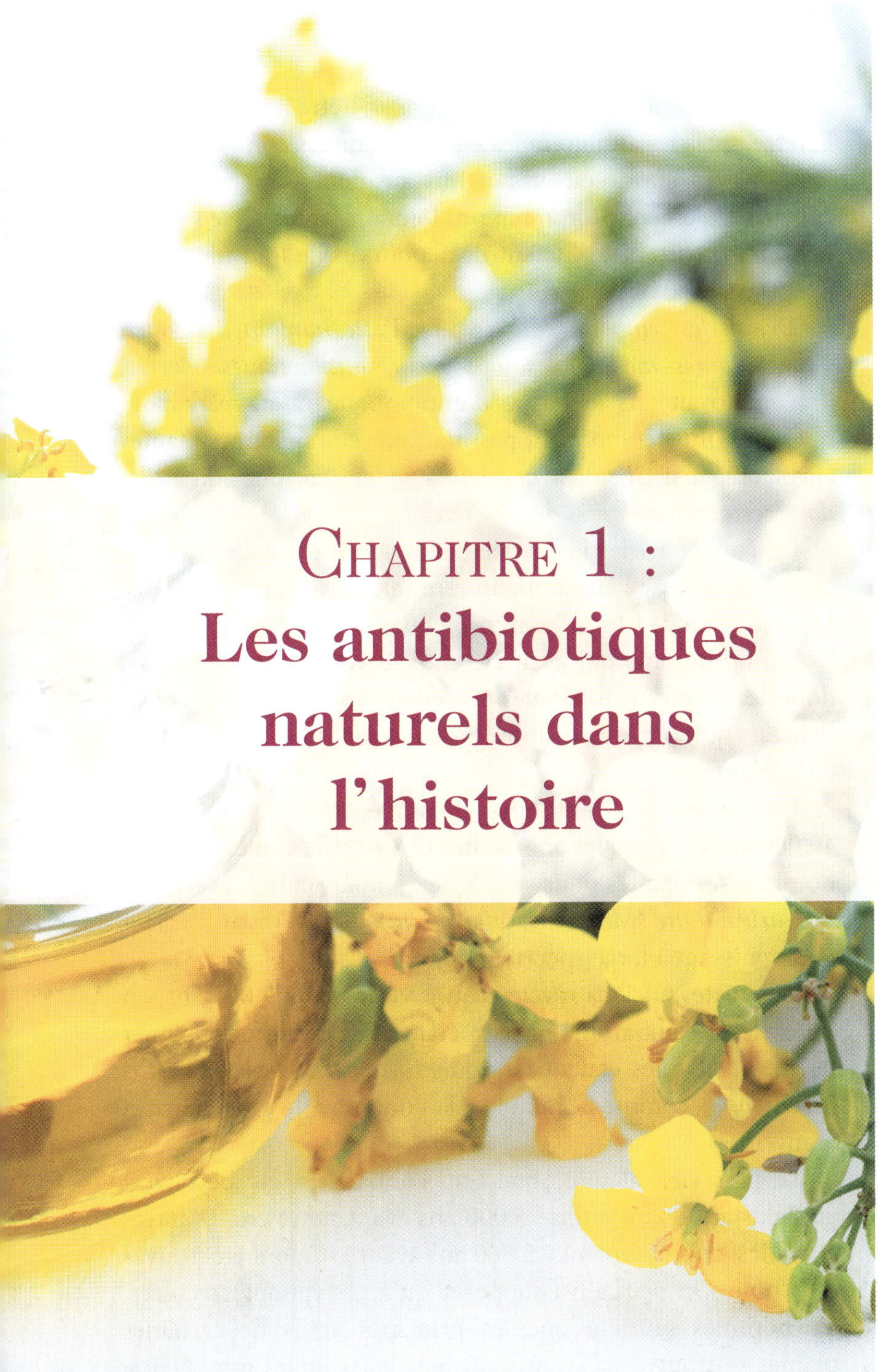

Chapitre 1 : Les antibiotiques naturels dans l'histoire

Depuis des dizaines de milliers d'années, l'être humain peuple la terre, mais les antibiotiques — tels qu'on les connaît de nos jours — ont été découverts et mis au point il y a moins de 100 ans seulement. Comment nos lointains ancêtres se sont-ils débrouillés sans eux ? Étaient-ils dépourvus de tout moyen de défense face aux infections ?

Depuis les temps les plus reculés, l'être humain a recouru à des plantes médicinales aux vertus antibiotiques. Certes, il n'employait pas le terme d'antibiotique ni ne parlait de microbes, il ne comprenait pas non plus comment ces plantes agissaient, mais *il savait que leur emploi était des plus utiles dans certaines maladies particulières.*

Le témoignage le plus ancien de l'usage de plantes aux vertus antibiotiques par l'être humain remonte à plus de 50 000 ans. Dans le Nord de l'Irak, les archéologues ont découvert le squelette d'un homme qui avait été enterré avec différents objets, dont des plantes médicinales possédant une action anti-infectieuse, et qui sont encore utilisées de nos jours par la population de la région.

Des recherches ont aussi mis en évidence qu'il y a 40 000 ans environ, les aborigènes d'Australie employaient de nombreuses plantes pour se soigner, en particulier les feuilles de l'***arbre à thé*** *(Melaleuca alternifolia),* qui est un anti-infectieux puissant à large spectre d'action.

Des textes anciens révèlent qu'il y a plus de 7 000 ans, en Inde, des « eaux aromatiques » étaient utilisées pour soigner les malades. Elles étaient fabriquées à partir de plantes anti-infectieuses, comme la cannelle, la coriandre, le gingembre et la myrrhe.

Le plus vieil alambic que l'on connaisse a été découvert au Pakistan. Il était utilisé 5 000 ans avant notre ère. D'autres alambics, qui remontent à 3 500 ans avant J.-C., ont été trouvés en Chine. On peut ainsi supposer qu'à ces époques reculées, les hommes savaient que les principes actifs de certaines plantes se trouvaient avant tout dans leurs huiles essentielles, et ils s'étaient équipés en conséquence pour les extraire afin d'en obtenir des concentrés.

Des inscriptions mésopotamiennes, remontant à près de 4 000 ans, ont montré qu'en ce temps-là, des plantes médicinales étaient utilisées pour combattre les épidémies. La célèbre épopée de Gilgamesh relate que les Chaldéens (3 000 av. J.-C.) se soignaient presque exclusivement à l'aide de plantes, ce qui était également le cas, à peu près à la même période, de l'autre côté de l'océan, en Amérique, parmi les peuples précolombiens. Ces derniers employaient, par exemple, l'écorce du ***quinquina*** pour lutter contre les fièvres en général, et en particulier celles de la malaria.

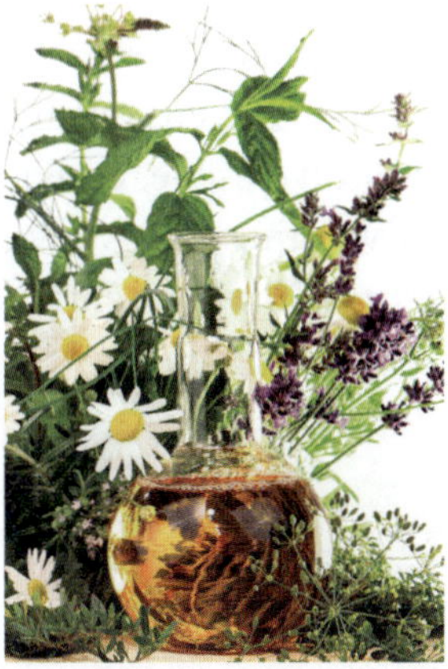

Les plantes médicinales sont utilisées en médecine depuis plus de 4 000 ans.

Les anciens ne connaissaient pas seulement quelques plantes, mais un grand nombre d'entre elles. La pharmacopée suméro-akkadienne (2 300 av. J.-C.) comptait 250 variétés de plantes. Hippocrate, *le père de la médecine* (vers 400 av. J.-C.), mentionne environ 350 plantes médicinales dans ses écrits. Le savant grec Théophraste, qui vécut vers 300 ans av. J.-C. et qui est considéré comme *le père de la botanique* à cause de son traité sur les végétaux, décrit plus de 450 plantes. Il ne se contente d'ailleurs pas seulement de les décrire, mais signale aussi que leurs différentes parties (feuilles, racine…) ont des vertus thérapeutiques plus ou moins fortes selon le moment de la journée où elles sont récoltées.

Dans son *De Materia Medica,* le grec Discordide (146 av. J.-C.) recense 500 plantes. Son ouvrage servira de base à tous les manuels du Moyen-Âge. Son contemporain romain, Caton l'Ancien, décrit, quant à lui, seulement 120 plantes médicinales, mais ce sont celles qu'il cultive dans son jardin. Pline l'Ancien, qui mourut en 79 de notre ère lors de l'éruption du Vésuve, écrivit une monumentale *Histoire naturelle* en 37 volumes. Dans le volume XIII, il parle des ***végétaux producteurs d'huile essentielle dont la propriété principale est d'être antimicrobienne.***

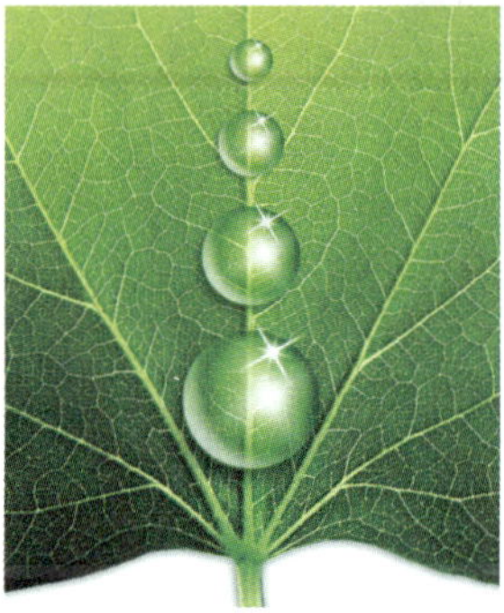

Infusions, décoctions... les moyens d'utiliser les vertus des plantes sont nombreux.

Comment les anciens utilisaient-ils les plantes à effet antibiotique qu'ils connaissaient pour se soigner des infections? Ils ne recouraient pas seulement aux infusions, comme on se l'imaginerait facilement, étant donné que c'est le moyen le plus courant d'employer des plantes, mais les utilisaient de multiples manières. Ils mirent au point toute une variété de procédés pour faire pénétrer les principes antibiotiques dans le corps, en se servant de toutes les voies d'entrée possibles, c'est-à-dire aussi bien les voies digestives, respiratoires que cutanées.

Pour le tube digestif par exemple, ils préparaient des infusions et décoctions, mais aussi des vins et vinaigres dans lesquels ils laissaient macérer des végétaux. Si la réputation de ces vinaigres fabriqués en Égypte et en Grèce n'est pas remontée jusqu'à nous, ceux du XVIe siècle utilisés en France le sont. Il s'agit avant tout du *vinaigre des quatre voleurs* dont les détrousseurs de cadavres s'enduisaient le corps lors des épidémies de peste. Ce vinaigre contenait, selon certains, des clous de girofle, de la cannelle, de la lavande et de la menthe.

Des plantes anti-infectieuses étaient aussi régulièrement absorbées avec les aliments. Ce n'est pas un hasard si l'alimentation de la plupart des peuples de la terre — et surtout celle des pays chauds — comporte de nombreux aromates et épices. Qu'il s'agisse d'épices chaudes et fortes, comme le piment, le poivre, le curcuma, le gingembre, etc., ou plus légères, comme le persil, la sauge, le thym, la marjolaine…, elles ne servaient pas seulement à rehausser la saveur des plats et à stimuler les digestions. Elles avaient aussi pour but de désinfecter les aliments et, par diffusion des principes actifs, de tuer les microbes se trouvant dans le corps de la personne qui les consommait.

Le bas du tube digestif fut aussi sollicité pour faire entrer dans l'organisme les substances actives des plantes. En 3 000 av. J.-C., les Chaldéens employaient déjà des suppositoires à base de végétaux. À la même époque, les Égyptiens pratiquaient des lavements à base de plantes médicinales. D'après une légende, l'idée leur en serait venue en voyant les ibis, des oiseaux peuplant les rives du Nil, s'administrer eux-mêmes des lavements avec leur bec.

Pour permettre aux principes actifs des plantes de pénétrer par les voies respiratoires, les plantes étaient brûlées. Les vapeurs aux propriétés désinfectantes qui en émanaient étaient ainsi inhalées en même temps que l'air. À Babylone, en cas d'épidémie, de grands feux de cyprès et d'autres plantes aromatiques étaient allumés dans les rues. Hippocrate faisait de même lors de la grande peste qui sévit à Athènes, mais avec de la sarriette, de l'hysope, du romarin et de la lavande. Au Moyen-Âge, la célèbre école de Salerne (Italie) recommandait aussi des « fumigations publiques » de myrrhe, de girofle, etc., lors d'épidémies de lèpre, de variole et de peste. Ces procédés sont les ancêtres des inhalations que l'on effectue aujourd'hui chez nous en respirant les effluves d'une infusion de thym ou d'eucalyptus lors d'une grippe ou d'une bronchite.

Grâce à ses facultés assimilatrices, la peau fut également sollicitée comme voie d'apport des principes antibiotiques des plantes. Ces derniers étaient soit directement appliqués sur le revêtement cutané sous forme de cataplasme, sur des plaies infectées, par exemple, soit mélangés à l'eau des bains dans lesquels les malades devaient se tremper. Des recettes de préparations pour bains à base de cannelle, de cardamome, de coriandre, de gingembre, de myrrhe... se trouvent déjà dans le *Rig Veda*, un ouvrage paru en Inde il y a 3 000 ans.

Mais le procédé le plus courant d'utilisation des simples par la peau fut celui des onctions et massages aux huiles médicinales. Les principes antibiotiques des plantes se trouvent avant tout dans un composé huileux des tissus végétaux qui porte le nom d'huile essentielle. En faisant macérer les plantes dans de l'huile d'olive, l'huile essentielle quitte la trame du végétal pour se rendre dans l'huile d'olive. Chargée de principes antibiotiques, celle-ci est ensuite étendue sur la peau. Son action désinfectante se manifestera en surface, mais également dans les profondeurs tissulaires à cause de la grande facilité de pénétration des huiles essentielles. En quelques minutes, celles-ci sont en effet dans le sang!

Si les onctions aux huiles aromatiques étaient courantes dans le monde grec et romain, comme mesure d'hygiène générale et en thérapie, elles étaient déjà utilisées 1 000 à 2 000 ans avant en Chine et en Mésopotamie.

S'il fallait une preuve supplémentaire de la grande connaissance et maîtrise des plantes à effet antibiotique par les anciens, il suffirait de citer la pratique de l'embaumement par les Égyptiens. En effet, un cadavre se décompose parce qu'il est attaqué par une multitude de microbes. Pour empêcher cette décomposition, les embaumeurs devaient non seulement connaître les plantes actives pour tuer et neutraliser les microbes, mais également faire pénétrer dans les tissus une grande quantité de leurs agents actifs afin de les imprégner complètement et en profondeur. Le merveilleux état de conservation de nombreuses momies est la preuve de leur savoir-faire.

Les recherches modernes n'ont pas permis de découvrir beaucoup de nouvelles plantes aux vertus antibiotiques que ne connaissaient pas déjà les anciens. La plupart du temps, ces recherches n'ont fait que confirmer leur savoir et démontrer le bien-fondé de leurs pratiques.

Les plantes antibiotiques dont il est question dans ce livre sont donc les mêmes que celles utilisées par nos lointains ancêtres. L'apport moderne ayant avant tout permis d'acquérir une connaissance plus précise des propriétés et maladies relevant de chaque plante, afin de les choisir plus judicieusement.

Avant d'aborder la présentation des antibiotiques naturels et la manière de les utiliser — ce qui est le sujet de la deuxième partie de ce livre — voyons tout d'abord ce qui a trait aux microbes, aux infections, au système immunitaire et aux antibiotiques classiques.

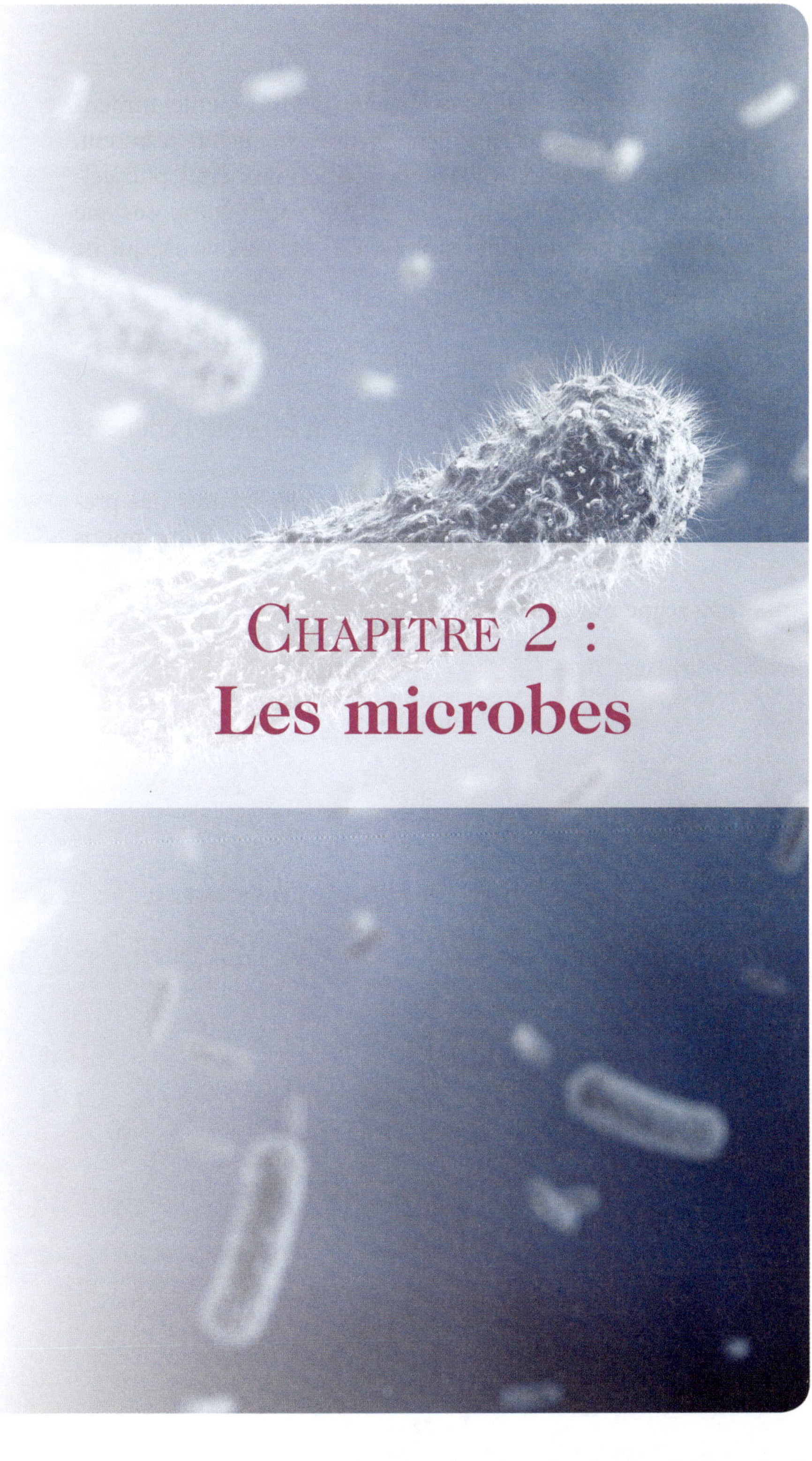

Chapitre 2 :
Les microbes

Les microbes sont des êtres vivants de très petite dimension qui, comme tout organisme vivant, mangent, respirent, excrètent et se multiplient. Par opposition aux êtres pluricellulaires — comme l'être humain —, ils ne sont composés que d'une unique cellule. Une exception à cela : les virus, qui ne sont qu'une partie de cellule.

Les microbes appartiennent aux trois règnes :

- au règne animal par les parasites (par exemple, l'amibe de la dysenterie),
- au règne végétal par les bactéries et les levures (les premières étant des algues, les secondes des champignons microscopiques),
- au règne minéral par les virus.

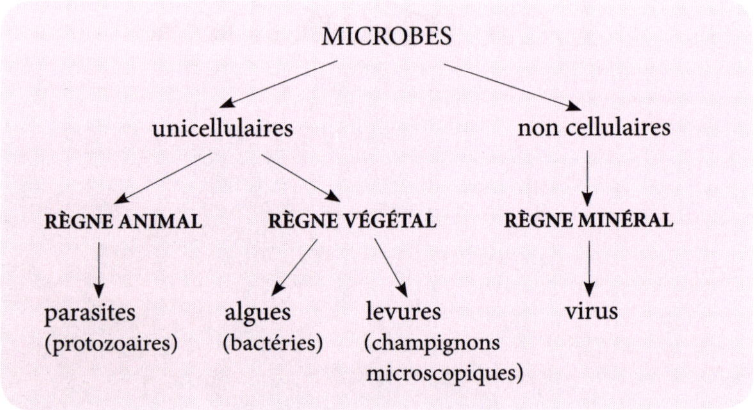

Figure 1 • Les microbes et les règnes

Un être minuscule

La taille des microbes est si réduite qu'ils sont invisibles à l'œil nu. L'emploi d'un microscope fortement grossissant est nécessaire pour les voir. Pour donner une idée approximative de leur taille, comparons-les à un cheveu. Les parasites (les plus gros microbes) sont en moyenne 10 fois plus petits que l'épaisseur d'un cheveu, les bactéries et levures 100 fois plus petites et les virus entre 1 000 et 10 000 fois plus petits. Autrement dit, sur 1 millimètre de distance, on peut mettre côte à côte 10 cheveux, 100 parasites, 1 000 bactéries ou levures et entre 10 000 et 100 000 virus.

Signalons encore que les cellules humaines ont en moyenne un diamètre similaire à celui des parasites, ce qui est normal puisqu'ils sont tous deux des êtres unicellulaires du règne animal. Les parois de nos cellules sont plus fines que n'importe quel microbe, excepté les plus petits virus qui sont pratiquement de même dimension. De taille encore plus réduite, on trouve les molécules organiques : la saccharose, par exemple (10 fois plus petite que les parois cellulaires ou les virus les plus petits) et, bien sûr, les atomes. L'atome d'hydrogène est 10 fois plus petit que la molécule de saccharose.

• Parasites :	entre 500 et 10 microns
• Bactéries et levures :	entre 5 et 1 micron
• Virus :	entre 0,2 et 0,1 micron
Pour comparaison	
• Cellule humaine :	entre 50 et 10 microns
• Paroi cellulaire :	0,01 micron
• Molécule de saccharose :	0,001 micron
• Atome d'hydrogène :	0,0001 micron

1 micron = 1 millième de millimètre
1 millimicron = 1 millième de micron

Figure 2 • Dimensions des microbes (du plus grand au plus petit)

Lorsqu'on parle de microbes, on désigne généralement ceux qui nous affectent. Ils ne représentent cependant qu'une extrême minorité de l'ensemble des microbes. Par exemple, il existe des milliers de bactéries, mais seulement 55 d'entre elles peuvent nous rendre malades. Il en va de même avec les parasites, les levures et les virus: il en existe des milliers de genres différents, mais seule une minorité est pathogène pour l'homme.

Notre environnement entier est peuplé de microbes. Il y en a dans la terre des champs, des prairies et des sous-bois des forêts. Il y en a dans l'eau des ruisseaux, des fleuves, des lacs et des marais. On en a même découvert dans la glace de la banquise et dans les profondeurs marines. Il y en a aussi dans l'air. On en découvre partout; aucun endroit ne semble en être épargné. Les plantes et les animaux en sont également peuplés. Chez l'homme, on trouve de multiples microbes (non pathogènes) sur la peau, dans l'intestin (la flore intestinale), la bouche, les narines, les voies respiratoires, etc.

Le rôle des microbes

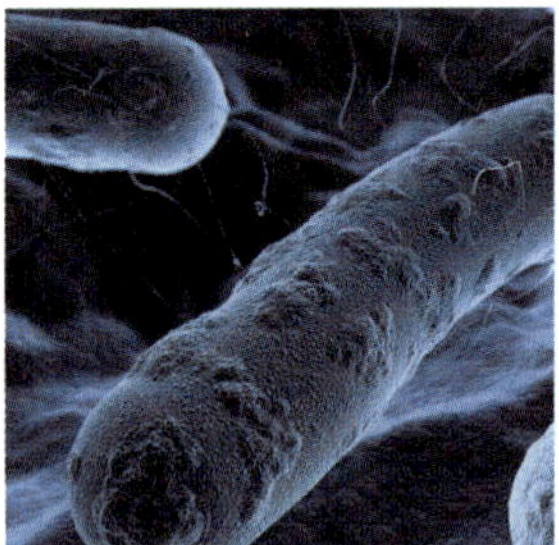

Les microbes jouent un rôle fondamental dans l'élaboration et la décomposition de la matière vivante.

Pourquoi les microbes sont-ils si nombreux et omniprésents dans la nature? La raison en est qu'ils jouent un rôle fondamental dans l'élaboration et la décomposition de la matière vivante.

Tout ce qui est matière est construit à partir de 120 substances de base, à l'état minéral, recensées dans la table des éléments de Mendeleïev. Elles possèdent des caractéristiques trop brutes pour pouvoir former sans autre, en se combinant, les tissus végétaux et animaux. Un travail de dynamisation et de vivification doit d'abord être effectué afin qu'elles acquièrent les qualités nécessaires pour entrer dans la construction de la matière vivante; autrement dit pour passer de l'état inorganique à l'état organique. Et ce travail est accompli par les microbes.

Les bactéries de nitrification *(azotobacter),* par exemple, transforment l'azote de l'air en une substance plus élaborée qui pourra être assimilée par les végétaux. Ces bactéries se trouvent à l'état libre dans le sol (où l'azote pénètre lorsqu'il pleut), mais certaines plantes leur donnent asile. Les nodosités se trouvant sur les racines des légumineuses — comme la luzerne, les haricots... — en sont remplies.

Des processus similaires ont lieu pour la préparation et l'élaboration de toutes les autres substances minérales nécessaires à la vie organique. En plus du cycle de l'azote, on parle de celui du soufre, du phosphore, etc. D'autres bactéries — ou micro-organismes spécialisés — entrent alors en action. Les microbes pourraient ainsi être comparés à de petits ouvriers invisibles dont l'activité est indispensable pour préparer la matière inerte afin que les corps végétaux et animaux puissent se former. Ceux-ci dépendent en effet entièrement de l'étape microbienne pour exister.

Dans les cycles naturels, à l'élaboration, la formation et la multiplication suit l'étape de la décomposition. Les végétaux et animaux morts contiennent dans leurs tissus une foule de substances qui pourraient être réutilisées si elles étaient libérées des structures organiques qui les retiennent. Ce sont à nouveau les microbes qui vont attaquer et décomposer les tissus végétaux et animaux pour les ramener à leurs éléments de base.

Les propriétés transformatrices des micro-organismes sont bien connues des hommes, qui utilisent certaines d'entre elles pour la fabrication de denrées alimentaires. Ce sont, en effet, des bactéries et des levures qui transforment le lait en yogourt ou en fromage, le jus de raisin en vin, le vin en vinaigre, la farine en pâte à pain, le mélange de malt et de houblon en bière, etc.

Il existe des milliers de genres de microbes différents que l'on peut diviser en sous-genres, chacun comptant un nombre incalculable d'individus. Cette énorme population peuple toute la surface de la terre et tout ce qui s'y trouve. Intervenant à différentes étapes des processus d'élaboration et de décomposition de la matière, des genres très variés de microbes se côtoient dans un même milieu.

Il y a, par exemple, plus de 400 genres différents de microbes dans le milieu intestinal de l'homme. Leurs relations sont le plus souvent harmonieuses, surtout lorsqu'ils constituent des équipes « d'ouvriers » d'une même chaîne de travail. Parfois, cependant, cette harmonie est rompue. La lutte pour le territoire et la nourriture — que l'on peut observer chez les plantes et les animaux — a aussi lieu chez ces êtres infiniment petits. Certaines populations de microbes sont alors décimées par d'autres, qui prennent leur place.

Parfois, ce sont les conditions extérieures d'humidité, de température, etc., qui modifient défavorablement le milieu de vie d'une catégorie de microbes au profit d'une autre.

La relation microbe — homme

La relation des microbes avec les êtres supérieurs — les animaux et les hommes, par exemple — peut également être bénéfique ou non.

Elle est bénéfique lorsque les microbes et l'organisme qui les abrite se rendent mutuellement service. C'est le cas des microbes permanents, qui colonisent durablement un corps, par opposition à ceux qui n'y pénètrent qu'accidentellement. Les microbes de la flore intestinale sont des résidents permanents. Dans cette association, ils rendent service au corps en participant à certains processus: digestion de la cellulose, synthèse de diverses vitamines et acides aminés, etc. Et le corps offre aux microbes un lieu propice à leur développement, puisque le milieu intestinal chaud et humide est riche en substances nutritives dont ils pourront se nourrir. On appelle *symbiose* une telle relation et *saprophytes* les microbes qui en font partie.

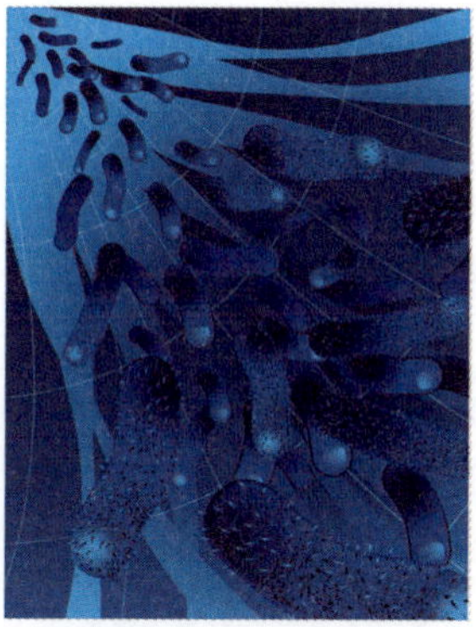

La relation homme-microbe peut être bénéfique... ou non.

Dans une relation néfaste, il n'y a pas d'échange, de soutien et d'aide entre les microbes et le corps qui les héberge. Au contraire, les microbes colonisent l'organisme, exploitent les ressources qu'il leur offre sans rien donner en retour. En plus, le corps subit tous les inconvénients de leur présence: lésion des tissus qui leur servent d'abri et empoisonnement du corps par les toxines qu'ils sécrètent.

On parle de *parasitisme* pour décrire une relation dans laquelle l'un des protagonistes vit totalement aux dépens de l'autre. Cette relation ne saurait cependant pas durer longtemps sans mettre en danger la survie de l'hôte. Les microbes impliqués ne sont donc pas présents en permanence, mais passagèrement. En font partie tous les microbes qui nous rendent malades.

Histoire de la découverte des microbes

Aujourd'hui, même les enfants savent qu'un microbe pathologique est un organisme extrêmement petit qui nous rend malades lorsqu'il pénètre dans notre corps. Cette connaissance est cependant récente. Pendant les débuts de l'histoire de l'humanité, l'homme ignorait l'existence des microbes. Il avait, certes, constaté le caractère contagieux de certaines maladies et soupçonnait un « quelque chose » qui était transmis, mais ne pouvant rien voir

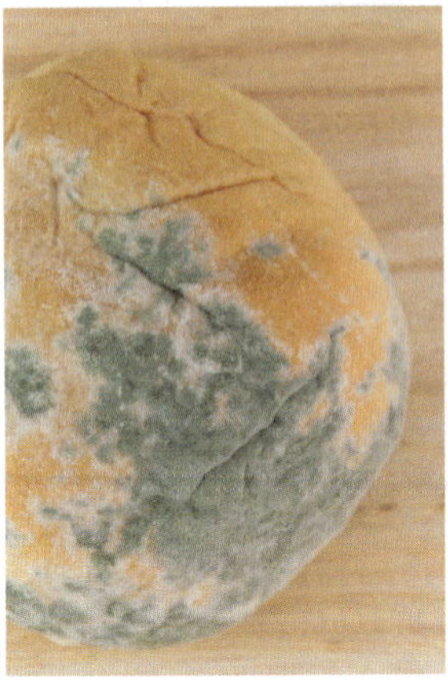

La première observation directe d'un microbe eut lieu en 1680.

à l'œil nu et ne disposant pas d'instrument grossissant, il ignorait ce dont il pouvait s'agir.

Les notions qu'il s'en faisait étaient imprécises, parfois fantaisistes, mais replacées dans le contexte de l'époque, elles révèlent des conceptions étonnamment proches de la réalité. Dans l'antiquité, les maladies infectieuses et les épidémies étaient attribuées à des miasmes, c'est-à-dire à des souillures (choses sales) issues de déchets végétaux et animaux en putréfaction, ou à des eaux stagnantes où pullulent effectivement de nombreux microbes. On parlait aussi de gaz putrides émanant de ces putréfactions, ou de « corruption de l'air », ce qui tenait compte du caractère contagieux par la voie aérienne de certains microbes.

Des *petits vers ailés* sont d'ailleurs mentionnés comme cause probable des maladies infectieuses par von Hutten vers 1519, alors que le médecin suisse Paracelse (1493-1541) parlait de *petits germes vivants*. D'autres médecins utilisèrent les termes d'*animalcules* ou de *germes vermiculeux*. Mais la réalité pressentie et mise en évidence par ces différentes désignations est trop nouvelle et révolutionnaire pour l'époque et donc rejetée par la majorité des médecins.

Avec l'invention du microscope, au XVIIe siècle, ce qui n'était jusqu'alors qu'une hypothèse floue, collant assez bien à la réalité, va être confirmé. La première observation directe d'un microbe eut vraisemblablement lieu en 1680, c'est-à-dire il y a un peu plus de 300 ans. Utilisant un microscope à plusieurs lentilles mis au point par lui-même, le hollandais Antonie Van Leeuvenhoek voit des protozoaires (les plus gros microbes), mais aussi des bactéries, qu'il décrit comme de *petits animalcules se mouvant de manière charmante* et qu'il désigne comme *infusoire.*

Le mode de reproduction des microbes sera découvert 40 ans plus tard. En 1720, l'Italien Spallanzani isole un microbe dans une goutte d'eau et le voit se diviser en son milieu pour donner naissance à deux nouveaux microbes.

La construction de microscopes de plus en plus sophistiqués et la mise au point de techniques de culture de microbes en milieu liquide vont permettre des observations beaucoup plus nombreuses et précises. La preuve que certains microbes sont bien à l'origine de différentes maladies n'a cependant été établie qu'en 1865, par deux chercheurs travaillant chacun de son côté: le Français Louis Pasteur (1822-1895) et l'Allemand Robert Koch (1843-1910). Prélevant des microbes dans le sang d'animaux malades, ils les cultivèrent en laboratoire et en isolèrent quelques exemplaires qu'ils inoculèrent ensuite à des animaux sains. Ceux-ci contractèrent la maladie. La relation de cause à effet entre la présence des microbes et l'infection était ainsi démontrée.

Des études systématiques des microbes à l'origine des maladies infectieuses furent effectuées. Ainsi, les staphylocoques furent découverts en 1878, les streptocoques en 1879, le bacille de la tuberculose et le germe du choléra en 1882, puis le bacille diphtérique, le virus de la rage, etc.

Les microbes pathologiques

Quels sont les microbes pathologiques pour l'homme et en quoi se différencient-ils les uns des autres ? C'est ce que nous allons voir maintenant en abordant successivement les quatre grands groupes qu'ils forment: les parasites, les bactéries, les champignons et les virus.

Les parasites

Les parasites appartiennent au règne animal et comprennent tous les êtres unicellulaires de l'embranchement des protozoaires (il ne faut pas les confondre avec les êtres pluricellulaires, comme les tiques, les puces et les vers intestinaux, qui sont aussi appelés parasites). Ils forment le groupe des plus gros microbes qui s'attaquent à l'homme. Comme toute cellule animale, ils sont constitués d'une enveloppe protectrice (membrane cellulaire) contenant un liquide (cytoplasme) dans lequel baignent tous les organes (organites) responsables de la respiration, de la digestion, de la production d'énergie, etc., ainsi qu'un centre de commande (le noyau de la cellule). Dans ce dernier se trouve le code génétique de la cellule (un ou plusieurs chromosomes d'ADN).

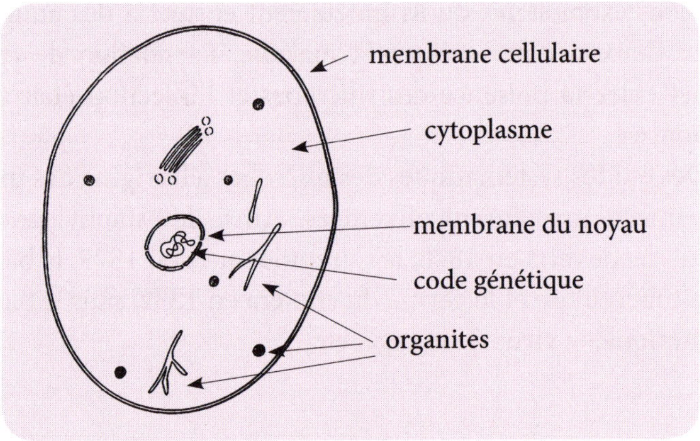

Figure 3 • La cellule protozoaire

Pour se développer et surtout se multiplier, certains protozoaires ont besoin, provisoirement ou en permanence, d'un organisme supérieur qui les héberge; d'où leur nom de parasites. Ceux-ci leur offrent un environnement favorable et une source alimentaire généreuse. Malheureusement pour l'organisme hôte, cette source n'est pas seulement constituée des aliments qu'il consomme, mais également de ses propres tissus et sécrétions.

Les parasites ne colonisent pas n'importe quel animal. Chaque sorte s'attaque à des espèces bien déterminées en fonction des conditions de vie qui lui sont offertes. Un parasite très dangereux pour telle espèce animale ne le sera donc pas pour telle autre, ou il s'attaquera à l'homme, mais non pas aux animaux. De même, les parasites ne colonisent pas tous les tissus et organes de leur hôte, mais certains d'entre eux seulement (appelés organes cibles).

La *bilharziose asiatique,* par exemple, est un parasite des artères et des veines ; le *trichonomas* vit dans les sécrétions vaginales et cause des vaginites ; le *trypanosome,* transmis par la mouche tsé-tsé et donnant la maladie du sommeil, empoisonne le système nerveux par les produits de ses métabolismes qui sont très toxiques pour l'homme.

Parmi les protozoaires pathologiques pour l'homme, on compte encore le *plasmodium* et certaines *amibes.*

Le *plasmodium,* agent responsable du paludisme, est un parasite des globules rouges. En se multipliant à l'intérieur de ceux-ci à plusieurs milliers d'exemplaires, ils les font exploser. Comme ce phénomène a lieu en même temps dans de nombreux globules rouges, le sang se trouve brusquement envahi de leurs cadavres et de déchets en décomposition. Il en résulte de fortes fièvres, caractérisées par des pics périodiques de très hautes températures, qui correspondent au cycle de reproduction des parasites. Les parasites libérés lors d'une crise colonisent en effet d'autres globules rouges, qui explosent à leur tour, et ainsi de suite. La destruction d'un grand nombre de globules rouges ne reste pas sans conséquence sur la formule sanguine : le taux de globules rouges diminue fortement et cause de très graves anémies.

Les *amibes* sont des protozoaires qui vivent dans l'eau douce ou salée. La plupart sont inoffensives pour l'homme, mais une sorte, l'*entamœba histolytica,* est responsable de dysenteries caractérisées par des diarrhées douloureuses et sanguinolentes, surtout dans les pays chauds.

Maladies parasitaires	
Protozoaire	**Maladie**
• *Amibe (entamœba histolytica)* • *Amibe (entamœba histolytica)* • *Borrelia* • *Plasmodium* • *Schistosoma* • *Trichomonas* • *Trypanosoma*	• Amibiase hépatique • Dysenterie amibienne • Borréliose • Malaria (paludisme) • Bilharziose • Vaginite, urétrite • Maladie du sommeil

Les bactéries

Ce sont des algues microscopiques qui appartiennent au règne végétal. Leur structure est moins complexe que celle des protozoaires. Construites sur le même modèle de base que toute cellule, les bactéries ne possèdent cependant pas tous les organites présents dans les parasites. Le noyau de la cellule n'est pas non plus entouré d'une membrane protectrice et le code génétique qu'il contient n'est constitué que d'un chromosome d'ADN.

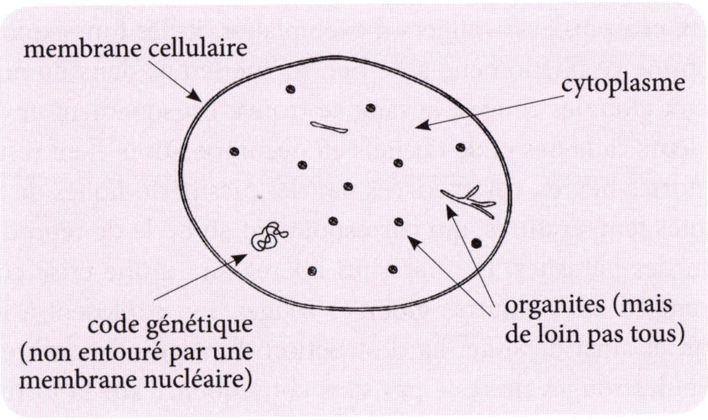

Figure 4 • La cellule bactérienne

Les milliers de bactéries existantes peuvent être divisées en grandes familles, selon leur forme. Les bactéries à forme allongée en bâtonnet portent le nom de *bacilles,* celles en forme de sphère de *coques.* À l'intérieur du groupe des bacilles, on trouve des bactéries *incurvées, ondulées* et *avec des queues.* Les coques se présentent sous forme de grain unique, en pair, en chapelet et en grappe.

Une autre classification fait appel à leur plus ou moins grande réceptivité à un colorant violet. Certaines bactéries se colorent fortement en violet ; elles sont appelées *Gram* + (du nom de l'inventeur du test, le danois Hans Gram). D'autres ne prennent qu'une teinte rose et sont appelées *Gram* —. Ces deux réactions au colorant donnent des indications utiles sur la structure de la membrane extérieure des bactéries et, par là, sur leur plus ou moins grande sensibilité à différentes sortes d'antibiotiques.

Les bactéries	
Les coques *(de forme ronde)*	**Les bacilles** *(allongés en bâtonnets)*
• Microcoques (en grains) • Pneumocoques (par deux) • Streptocoques (en chapelet) • Staphylocoques (en grappe)	• Filaments (avec queue) • Vibrions (incurvés) • Spirilles (ondulés/en spirale)

La membrane des bactéries a la particularité d'être spécialement étendue par rapport à leur volume. Elle est 9 millions de fois plus grande, alors que chez l'homme, la surface de la peau est seulement 20 fois supérieure au volume du corps. Cette forte étendue est à la fois un avantage et un inconvénient pour les bactéries. Un avantage, car la surface de contact grâce à laquelle la bactérie s'enracine dans son milieu pour l'exploiter est plus vaste ; un inconvénient, car la surface par laquelle elle peut être attaquée — par des antibiotiques par exemple — est énorme et difficile à défendre.

Comme c'était le cas pour les protozoaires, les différentes bactéries ont une prédilection pour certains tissus et organes. Par conséquent, c'est dans ceux-ci qu'elles occasionneront des dégâts et que la maladie se fixera. Mais il arrive aussi qu'elles soient avant tout dangereuses par les toxines qu'elles produisent et qui, emportées par les courants sanguin et lymphatique, peuvent empoisonner des tissus même éloignés de ceux où elles se trouvent.

Le bacille *bordetella pertussis,* par exemple, colonise les poumons et déclenche les violentes quintes de toux de la coqueluche. L'*helicobacter pylori* s'installe dans l'estomac et engendre des gastrites et ulcères gastroduodénaux. L'*escherichia coli* est un hôte habituel de l'intestin; lorsqu'il quitte ce milieu, il devient virulent. Il est responsable de 80 % des infections urinaires. Le *vibrion* du choléra n'est pas un hôte habituel de l'intestin; lorsqu'il y pénètre, il déclenche une diarrhée aqueuse et abondante qui entraîne une déshydratation et une déminéralisation dangereuses. Le *brucella melitensis,* responsable de la fièvre de Malte, ne se développe pas dans la cavité d'un organe, mais à l'intérieur même des cellules, ce qui le rend plus difficile à atteindre et à éradiquer par les antibiotiques.

Le bacille du botulisme, le *clostridium botulinum,* est dangereux par les toxines qu'il produit. Le point de départ de la maladie est le tube digestif, mais l'empoisonnement s'étend ensuite au système nerveux central (paralysie). Il en va de même pour le bacille du tétanos, le *clostridium tetani.* Il se multiplie sur la surface du corps, dans les plaies souillées, mais ses toxines agressent le système nerveux central, puis les muscles qui se contractent douloureusement. De même, l'agression des reins et des valvules cardiaques lors d'infection par le *streptocoque bêta hémolytique* du groupe A n'est pas due à sa présence dans ces organes, mais aux toxines qu'il sécrète et qui y sont amenées par le courant sanguin.

Si certaines bactéries sont responsables d'une maladie unique — par exemple le *bacille de Koch* de la tuberculose — d'autres peuvent être à l'origine de toute une variété de maladies, selon la partie du corps qu'elles agressent par leur présence ou leurs toxines. Ainsi, les *staphylocoques* et les *streptocoques* sont responsables de troubles de la peau (furoncle, abcès, impétigo), de la gorge (angine, rhino-pharyngite), des oreilles (otite), de l'intestin grêle (entérite), des poumons (pneumonie), de la vessie (cystite), des reins (pyélite), du cerveau (encéphalite), etc.

Il en découle qu'une même maladie peut être causée par des bactéries différentes : les cystites, par exemple, peuvent avoir pour origine une infection par des *entérocoques*, des *streptocoques*, des *escherichia coli,* des *proteus,* des *klebsielles* ou des *bacilles pyocyaniques.*

Maladies bactériennes	
Bactérie	**Maladie**
Bacillus anthracis	Maladie du charbon
Bordetella pertussis	Coqueluche
Brucella melitensis	Fièvre de Malte
Campylobacter jejuni	Gastro-entérites diverses
Clostridium botulinum	Botulisme
Clostridium perfringeus	Gangrènes gazeuses
Clostridium tetani	Tétanos
Corynebacterium diphteriæ	Diphtérie
Escherichia coli	Cystite
Hæmophilus ducreyi	Chancre mou
Hæmophilus influenzæ	Méningite
Hæmophilus influenzæ	Otite
Helicobacter pylori	Ulcère gastroduodénal
Legionella pneumoniæ	Légionellose
Listeria monocytogenes	Listériose
Mycobacterium lepræ	Lèpre
Mycobacterium tuberculosis	Tuberculose
Neisseria meningitidis	Méningite
Neisseria gonorrhϾ	Blennorragie
Pseudomonas aeruginosa	Pneumonie
Pseudomonas aeruginosa	Septicémie
Salmonella typhi	Typhoïde
Shigella dysenteriæ	Dysenterie
Staphylocoque et streptocoque	Furoncle, abcès, anthrax, impétigo, sinusite, angine, rhinopharyngite, otite, septicémie, entérite, pneumonie, ostéomyélite, arthrite, endocardite, méningite, cystite, pyélonéphrite, panaris, abcès mammaire

Maladies bactériennes	
Bactérie	**Maladie**
Streptocoque bêta hémolytique A	Scarlatine
Streptocoque bêta hémolytique A	Maladie de Bouillaud, R.A.A.
Treponema pallidum	Syphilis
Vibrio choleræ	Choléra
Yersinia pestis	Peste

Les levures

Ce sont des champignons microscopiques. Constitués d'une seule cellule sur le modèle de la structure cellulaire des bactéries, ils se nourrissent principalement de sucre et d'amidon, mais ont également besoin de protéines, vitamines et minéraux. On les trouve partout où le milieu offre de tels nutriments et une certaine humidité : dans le sol, les grottes, les caves, les produits laitiers et, chez l'homme, dans le tube digestif. Les levures se développent le mieux dans un environnement acide (pH de 4 environ). La chaleur leur est favorable, mais certaines levures vivent dans la glace. Ce sont donc des végétaux très adaptables.

La levure la plus connue est sans doute la levure de bière. Comme son nom l'indique, elle sert à la fabrication de la bière. Elle se multiplie dans un mélange d'eau, de malt (orge germé) et de houblon, donc dans un milieu humide et sucré.

Parmi les 350 espèces de levures, deux sont spécialement pathogènes pour l'homme. La première, dont l'infection est grave, mais heureusement rare, est le *crytococcus neoformans.* Transmise par le pigeon, elle cause une méningite mycosique. La seconde est le *candida albicans,* dont les infections se sont multipliées depuis l'apparition des antibiotiques classiques et leur usage souvent inapproprié.

Le *candida albicans* est un hôte normal de l'intestin humain. Avec environ 400 autres espèces différentes de microbes composant la flore intestinale, il recycle les matières non utilisables présentes dans l'intestin en les dégradant en particules plus petites.

Occasionnellement, ce champignon peut se développer ailleurs dans le corps humain que dans l'intestin : aux commissures des lèvres dans la perlèche, à la bouche dans le muguet, aux orteils dans le « pied d'athlète », aux ongles dans l'onyxis, aux plis de la peau (aine, aisselles, derrière les genoux) dans l'intertrigo, aux organes génitaux dans les vulvovaginites et la balnite.

Dans toutes ces affections, des dépôts blancs peuvent être observés sur les muqueuses atteintes. Il s'agit de colonies de *candida albicans* (*albicans* signifie *blanc*).

Les infections mycosiques tendent à être plus tenaces que celles d'autres microbes car les champignons sont peu exigeants en ce qui concerne leurs conditions de vie. S'installant facilement, ils sont aussi difficiles à déloger.

Infections mycosiques	
Famille de levures	**Maladie**
Candida albicans	Balnite
Candida albicans	Candidose chronique
Candida albicans	Intertrigo
Candida albicans	Muguet
Candida albicans	Mycoses diverses
Candida albicans	Onyxis
Candida albicans	Perlèche
Candida albicans	Périonyxis
Candida albicans	Pied d'athlète (mycose des orteils)
Candida albicans	Vulvovaginite
Crytococcus neoformans	Méningite

Les virus

Les virus forment une catégorie à part parmi les microbes. Ils ne sont pas constitués d'une cellule entière, mais d'une partie très réduite de celle-ci. Ils ne possèdent ni membrane cellulaire, ni cytoplasme, ni organites, mais uniquement du matériel génétique. Celui-ci est constitué soit d'ADN, soit d'ARN plutôt que des deux ensembles, comme c'est généralement le cas dans une cellule.

Le matériel génétique du virus est entouré d'une membrane protectrice, la *capside,* sur laquelle se trouvent des appendices (ou queues), qui lui permettront de se fixer et de perforer la membrane de la cellule qu'il va parasiter.

Un virus se limite donc à une information génétique entourée d'une coque de protection. Il s'agit plus d'une molécule que d'un organisme vivant. On comprend ainsi pourquoi ils forment la catégorie des microbes les plus petits. Cette molécule est inerte, parfois même comme cristallisée, d'où la classification des virus dans le règne minéral. Leur forme est plutôt sphérique, mais certains sont allongés. Chaque genre de virus — il en existe un bon millier — possède un matériel génétique propre.

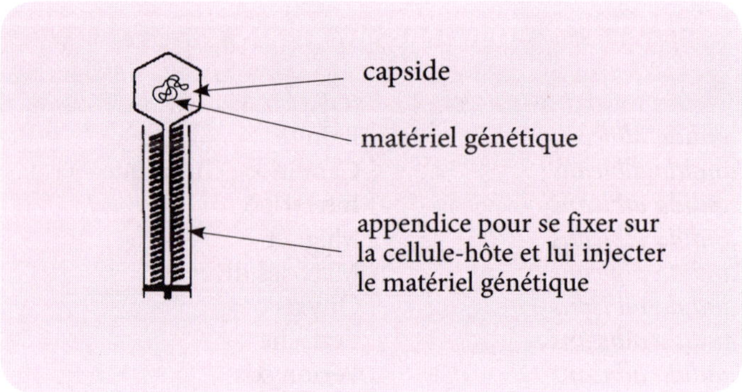

Figure 6 • Les virus

Autrefois, les virus étaient appelés *virus filtrants*. Lors des premières recherches sur les bactéries, les scientifiques s'étaient rendu compte que les filtres utilisés laissaient passer quelque chose de plus petit que les bactéries, chose qui était invisible au microscope (de l'époque), mais qui pouvait aussi rendre malade. Ces choses mystérieuses furent en conséquence appelées *virus* (poison) *filtrant* (qui passe les filtres). Par la suite, seul le terme de *virus* a été conservé.

Dépourvus d'organites et d'enzymes, les virus ne sont capables d'aucun métabolisme. Ils ne respirent pas, ni ne se nourrissent. Tant qu'ils ne parasitent pas une cellule-hôte, ils sont parfaitement inertes. Pour se multiplier, ils dépendent

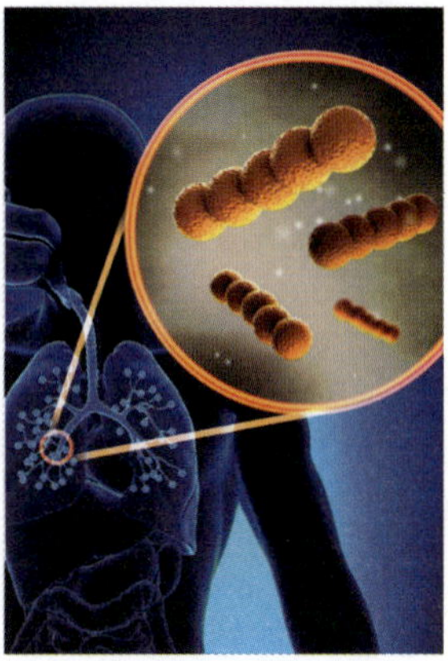

L'information génétique du virus dirige la machinerie de la cellule qu'il infecte.

entièrement des métabolismes des cellules dans lesquelles ils pénètrent. Ce sont donc des parasites cellulaires obligatoires.

Pour pénétrer dans la cellule avec laquelle il entre en contact, le virus troue la membrane de celle-ci avec son appendice. Son matériel génétique est alors injecté et se substitue à celui de la cellule. Désormais, l'information génétique du virus dirigera la machinerie cellulaire. Elle utilisera alors les organes de la cellule-hôte, non pas pour fabriquer les substances nécessaires à celle-ci, mais pour produire jusqu'à plusieurs centaines de nouveaux virus. Lorsque le nombre de virus nouvellement produits devient trop élevé, la cellule explose, se vide de son cytoplasme et meurt. Les virus libérés se répandront dans l'entourage et infecteront d'autres cellules.

Les virus ne peuvent pas pénétrer dans n'importe quelle cellule, mais seulement dans celles avec lesquelles ils sont en affinité. Il faut qu'elles leur offrent des conditions de vie convenables ; ce sont des cellules-cibles. C'est ainsi que le virus des oreillons *(Myxovirus II)* a pour cible les glandes salivaires, le virus de l'herpès *(Herpesvirus)* la peau, le virus de la rage *(Rhabdovirus)* certaines cellules du cerveau, le virus de la poliomyélite *(Entérovirus)* les cellules antérieures de la moelle épinière. Les virus de la grippe (plusieurs centaines de sortes) ont pour cible les cellules des voies respiratoires hautes : le nez, le pharynx et le larynx.

Le sida est aussi une maladie virale, due au virus *HIV,* qui s'attaque aux globules blancs du système immunitaire.

Maladies virales	
Famille de virus	**Maladie**
Arbovirus	Fièvre jaune
Arbovirus	Encéphalite
Arenavirus, Coxsackie virus	Méningite
Echovirus, Adénovirus	Infections respiratoires
Entérovirus	Poliomyélite
Herpesvirus	Herpès
Herpesvirus	Varicelle
Herpesvirus	Zona
HIV	Sida
Myxovirus I	Grippe
Myxovirus II	Rougeole
Myxovirus II	Oreillons
Poxvirus	Variole
Rhabdovirus	Rage

Multiplication des microbes

À cause de ses petites dimensions, un microbe isolé ne peut pas causer de dommage à l'organisme humain. Si préjudice il y a, c'est que toute une colonie est présente.

Même en admettant qu'un microbe pénètre seul dans le corps humain — ce qui n'est jamais le cas car il est toujours accompagné — il ne resterait pas longtemps solitaire. Les microbes se multiplient à très grande vitesse. Après peu de temps, là où ne s'en trouvaient que quelques-uns, toute une population est présente.

La rapidité avec laquelle les microbes se multiplient provient de leur mode particulier de reproduction. Une cellule-mère se divise en deux parties identiques, chacune possédant tous les attributs d'une cellule: la membrane cellulaire, le cytoplasme, les organites et le noyau. Les deux cellules ainsi obtenues sont les cellules-filles. À la « naissance » de sa descendance, la cellule-mère cesse alors d'exister en tant que telle.

Lorsque les deux cellules-filles se divisent à leur tour, elles disparaissent pour donner deux nouvelles cellules-filles chacune, donc quatre cellules. Le nombre de descendants n'augmente donc pas de quelques unités, mais double à chaque génération. La vitesse à laquelle une population de microbes augmente est, par conséquent, extrêmement rapide. Elle l'est d'autant plus que, contrairement aux êtres humains où une nouvelle génération apparaît tous les 20 ans, celle-ci survient tous les quarts d'heure ou toutes les heures.

Prenons l'exemple de la bactérie *Escherichia coli,* ou colibacille, hôte habituel et anodin de l'intestin, mais qui devient virulent dans certaines circonstances. Cette bactérie donne naissance à une nouvelle génération toutes les 20 mn. Doublant en nombre à chaque division, au bout de 1 h, il y a 8 descendants, 1 h après, 64. Puis, 1 h 20 plus tard, le chiffre de 1 000 descendants est atteint. La progression va en s'accélérant : 1 h 30 plus tard, 10 000 bactéries sont présentes. Le million d'individus est atteint un peu plus de 2 h plus tard et le milliard 3 h 30 après.

En une nuit de 11 heures environ, on passe d'un individu isolé à une population de 10 milliards. Et cela à partir d'une seule bactérie. Or, les infections débutent toujours avec un groupe de microbes. Il est clair que les dégâts que peut occasionner à l'organisme humain une population si élevée d'envahisseurs sont tout autres que ceux que causerait un individu isolé ou un petit groupe.

Où s'arrête donc la progression si vertigineuse de cette multiplication ? Le corps n'est-il par irrémédiablement condamné à succomber à une telle invasion, à être totalement envahi lors de chaque infection ? Non ! D'une part, parce que l'organisme ne reste pas passif face à l'invasion et se défend en tuant une partie des envahisseurs à l'aide de son système immunitaire. D'autre part, parce que les conditions de vie dans les cellules-cibles deviennent plus ou moins rapidement défavorables aux microbes à cause de leur nombre. Un manque d'espace, d'oxygène et de nourriture se fait sentir; de plus, les déchets métaboliques excrétés par les microbes dégradent le milieu et le rendent toxique. Un fléchissement, puis une stagnation de la multiplication apparaissent inévitablement après un certain temps, car chaque tissu ou organe possède des limites dans ses possibilités « d'accueil ».

Le nombre de microbes n'est cependant pas tout. On ne peut pas dire que plus il y a de microbes, plus une maladie est dangereuse. La virulence des microbes, c'est-à-dire leur capacité à rendre malade l'organisme, varie d'une espèce à l'autre. En petit nombre, des microbes très virulents peuvent engendrer plus de dommages que des microbes peu agressifs en grand nombre. Leur dangerosité dépend donc plus de leurs caractéristiques intrinsèques que de la grandeur de leur population.

Parmi les facteurs limitant la multiplication des microbes, la température joue un rôle important. Comme tout être vivant, les microbes ont besoin d'une température favorable qui ne dépasse pas certaines limites. La température idéale pour ceux qui contaminent l'homme se situe à 37° C environ. Si les basses températures ralentissent leurs métabolismes et les paralysent finalement, les températures élevées leur sont fatales. À 45° C, la plupart des microbes sont tués. Or, lors d'une infection, l'organisme accélère tous ses métabolismes (oxygénation, circulation du sang, etc.), ce qui se traduit par une élévation de la température du corps — la fièvre — jusqu'à 40° C. Si cet échauffement ne tue pas les microbes, il rend leurs conditions de vie très adverses et contribue ainsi à freiner leur multiplication. D'où l'intérêt thérapeutique de ne pas couper indistinctement les fièvres. (Lire du même auteur ; *La fièvre, une amie à respecter,* Éditions Jouvence, 2008.)

CHAPITRE 3 :
Les maladies infectieuses

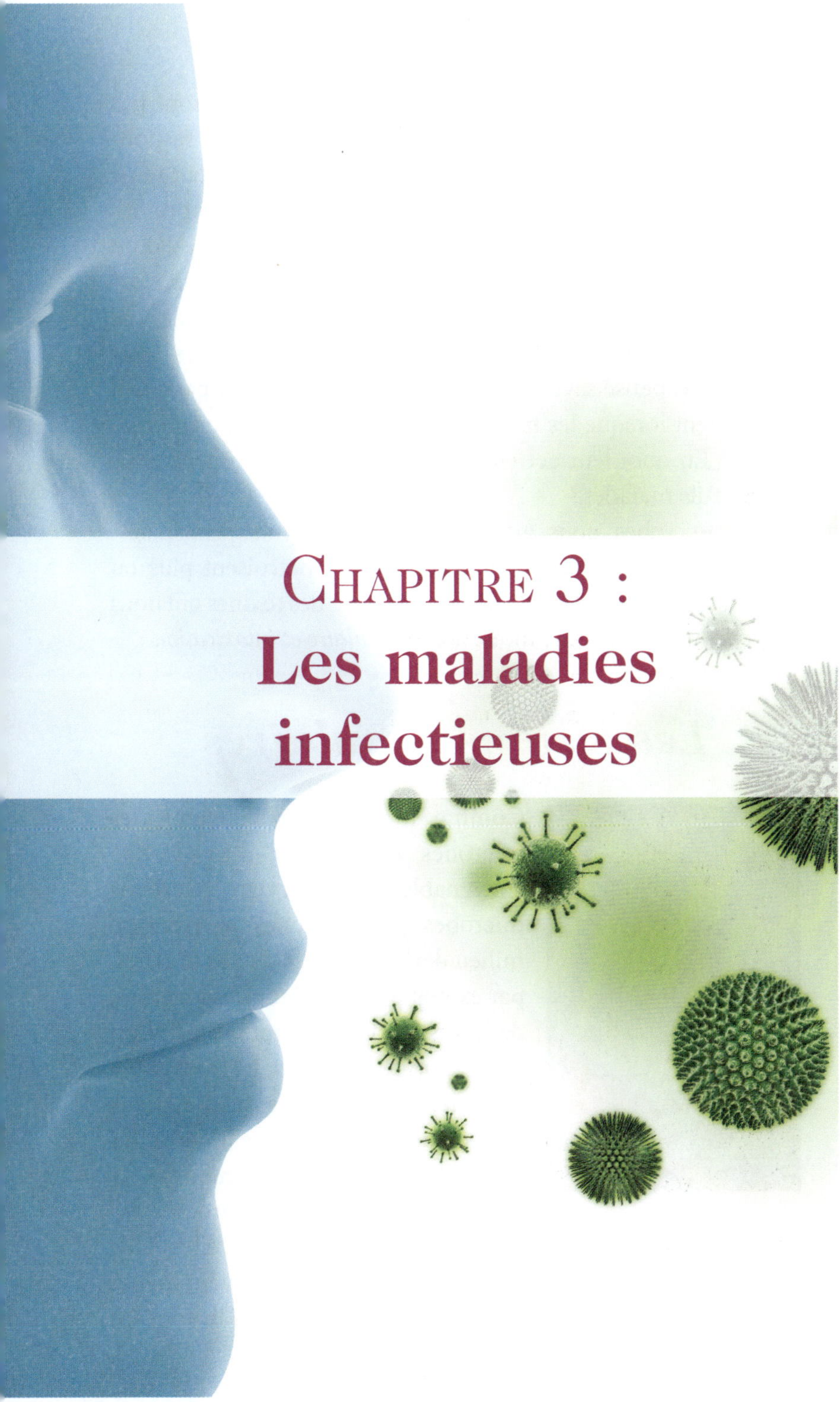

Il existe de nombreuses maladies, mais toutes ne sont pas — et de loin — infectieuses. Les microbes ne sont pas responsables des maladies fonctionnelles, organiques, héréditaires, de carence, de civilisation, psychosomatiques, etc. Le propre des maladies infectieuses est d'être causées par des microbes, dont la présence est indispensable à l'éclosion de la pathologie.

Tout le monde a été atteint une fois ou l'autre par une maladie infectieuse. Elles sont suffisamment courantes pour que chacun pense savoir de quoi il s'agit. Mais que se passe-t-il exactement lorsque les microbes ont pénétré dans notre organisme ? En quoi leur activité est-elle néfaste ? Comment nous rendent-ils malades ?

Les microbes nous affectent de deux façons principales : d'une part, ils agressent nos cellules et les détruisent plus ou moins sévèrement ; d'autre part, ils sécrètent des toxines qui nous empoisonnent. En deux mots : *lésion tissulaire et intoxication.*

Les lésions tissulaires

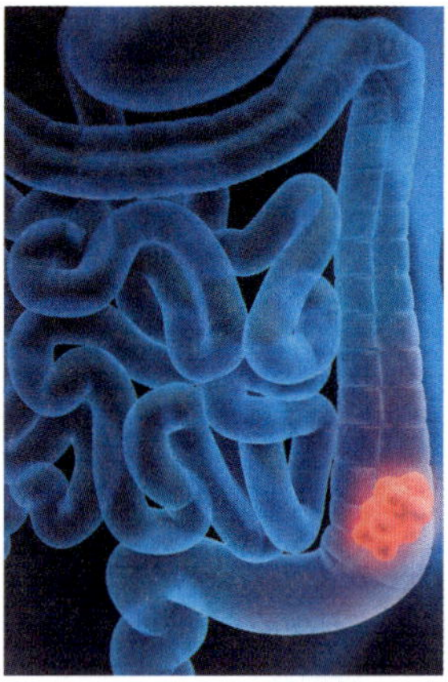

Les intestins sont un milieu apprécié des microbes.

Comme tous les êtres vivants, les microbes ont besoin d'un milieu convenable pour survivre. Certains microbes pathologiques trouvent ce milieu dans les cavités de nos organes, par exemple à l'intérieur des intestins, de la vessie, des poumons, du nez ou de la gorge. D'autres le trouvent à l'intérieur de l'organe même : dans ses cellules. On les appelle alors les *cellules-cibles* de tel ou tel microbe.

Mais avant de pouvoir profiter des conditions favorables qu'elles leur offrent, les microbes doivent pénétrer dans les cellules. Ils le font en sécrétant des enzymes pour attaquer leur membrane protectrice. La destruction d'une partie, même infime, de celle-ci leur permet alors d'y pénétrer. Une fois à l'intérieur, ils sécréteront d'autres enzymes qui découperont les grosses molécules qui les entourent en particules suffisamment petites pour être assimilées par eux. Ce sont le cytoplasme, certains organites ou le noyau cellulaire qui serviront de nourriture aux microbes. Or, lors d'une infection, il n'y a pas un microbe qui mange, mais des milliers qui s'attaquent à une portion des cellules d'un tissu donné. Il en résulte une lésion et, par là, des perturbations dans le fonctionnement de l'organe lui-même.

Un cas bien connu d'une telle destruction tissulaire est celui de la tuberculose. Au cours de cette maladie, les *bacilles de Koch* pénètrent dans certaines zones des poumons. En détruisant les cellules qui s'y trouvent, ils les transforment en une substance pâteuse de couleur blanche ou jaunâtre, le *caséum*. Dans les tissus non contaminés se trouvent ainsi des amas de caséum qui s'agrandissent au fur et à mesure que les bacilles poursuivent leur travail destructeur. Lorsque ces zones deviennent assez grandes, le caséum liquéfié s'écoulera sous forme d'abcès dans les bronches, laissant derrière lui une cavité, appelée *caverne*.

Les cellules-cibles de l'*helicobacter pylori* sont celles des muqueuses de l'estomac et du duodénum. En s'attaquant à elles, le virus engendre d'abord des lésions superficielles (gastrites), puis profondes (ulcères).

Depuis quelques années, un virus nouveau — le virus *Ebola* — sévit en Afrique. S'attaquant aux tissus de la face, il cause de graves lésions et déformations au visage.

Il est à noter que, par définition et par la force des choses, une infection virale engendre toujours la lésion de tissus puisque les virus ne survivent qu'à l'intérieur des cellules. Les lésions sont cependant très localisées et, par là, le plus souvent passagères et réversibles.

L'intoxination

En tant qu'êtres vivants, les microbes (excepté les virus) produisent des déchets et résidus métaboliques qu'ils rejettent à l'extérieur d'eux. Or, certaines de ces substances, appelées *toxines,* sont toxiques pour l'être humain, même dans les quantités forcément minimes dans lesquelles elles sont produites. Emportées par le courant sanguin, elles occasionnent des dégâts dans des régions même éloignées du lieu de l'infection.

Le degré de toxicité de ces toxines n'est pas uniforme. Certaines ont des effets légers, d'autres dévastateurs. La toxine la plus dangereuse pour l'homme est celle produite par le bacille responsable du *botulisme.* Elle est 3 millions de fois plus poison que la strychnine, un alcaloïde déjà connu pour être extrêmement dangereux.

Certains microbes ne sécrètent qu'une seule sorte de toxine dangereuse pour l'homme, le *bacille de la maladie du charbon,* par exemple; d'autres plusieurs: une dizaine pour le *bacille de la gangrène gazeuse,* environ 80 pour le *candida albicans.*

En fonction de leurs organes-cibles, on distingue ainsi différents groupes de toxines: les *neurotoxines* qui s'attaquent aux nerfs, les *entérotoxines* aux intestins, les *cardiotoxines* au cœur, les *dermotoxines* à la peau, etc.

Dans le *choléra,* le lieu de l'infection et celui où les entérotoxines du bacille responsable agissent sont les mêmes: les intestins. Ces toxines dérèglent les mécanismes de sécrétion au niveau des parois intestinales. Celles-ci sont tellement accentuées que beaucoup d'eau quitte les tissus pour se rendre dans les intestins. Le phénomène ayant lieu en permanence, une diarrhée très intense s'installe, avec 50 à 100 selles quotidiennes. Ces dernières sont indolores, mais entraînent la déshydratation de l'organisme.

Le *tétanos* a pour point de départ une plaie infectée. Les toxines sécrétées par le bacille tétanique agissent cependant loin du lieu de l'infection: sur le système nerveux central. Elles provoquent une paralysie généralisée spastique des muscles.

L'agression des cellules par les microbes eux-mêmes et par leurs toxines engendre une irritation des tissus. Celle-ci conduit à une réaction inflammatoire de la part du corps. Une inflammation accompagne donc toutes les infections. Le plus souvent, elle est douloureuse et doit être combattue. Elle l'est à l'aide d'anti-inflammatoires, parallèlement à la lutte contre les microbes, réalisée par les antibiotiques. (Lire du même auteur ; *Les anti-inflammatoires naturels,* Éditions Jouvence, 2013.)

Les trois formes d'infection

Selon la manière dont elles se manifestent, les infections peuvent être classées en trois catégories distinctes :

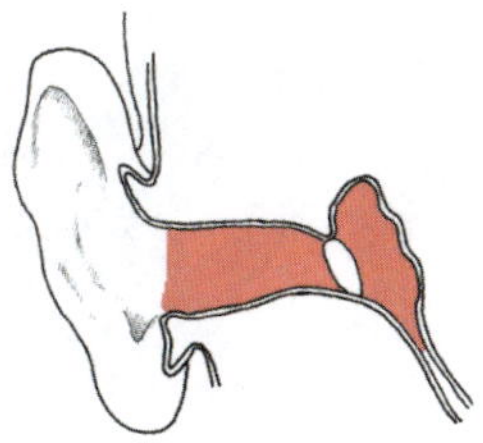

Exemple d'attaque de microbes : l'otite.

Les infections locales

Dans ce genre d'infections, les microbes agissent dans une partie bien circonscrite de l'organisme et pas au-delà. Par exemple, ils s'attaquent à la plaie par laquelle ils ont pénétré dans le corps ou à l'organe profond sur lequel ils se sont fixés (organe-cible) : la vessie lors de cystites, les oreilles lors d'otites, etc.

Les infections générales

À l'inverse des infections locales, les infections générales touchent l'ensemble de l'organisme. Les microbes ont pénétré dans le sang et celui-ci les a répandus dans le corps entier. Agressé globalement, l'organisme donnera une réponse globale.

Les symptômes de la maladie ne se manifesteront pas localement, mais dans l'ensemble du corps : fièvre et abattement général, douleurs diverses dans tous les membres, mal-être aussi bien physique que psychique.

La *malaria* et la *fièvre de Malte (brucellose)* sont des infections générales. Une forte fièvre embrase l'organisme entier, tous les membres sont douloureux et la vitalité générale chute fortement.

L'infection locale à effet général

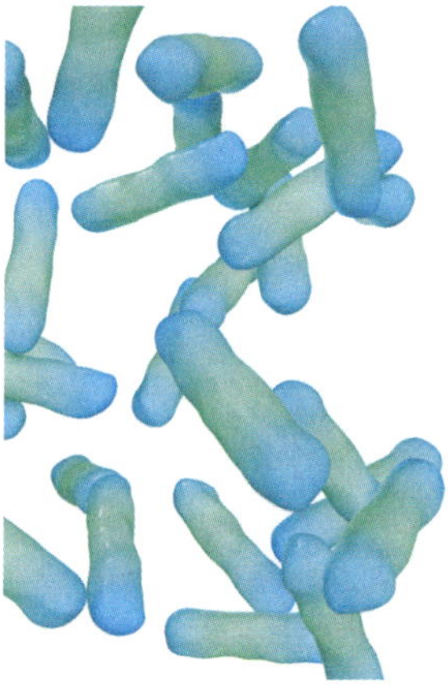

Les bactéries à toxines entraînent des infections locales à effet général.

Ce genre de troubles est le propre des maladies causées par les bactéries à toxines. Les microbes restent dans la région infectée, mais les toxines qu'ils produisent sont disséminées dans l'organisme entier. Des tissus éloignés du lieu de l'infection peuvent, par conséquent, subir d'importantes lésions sans qu'aucune trace de microbes ne puisse y être décelée. Ces tissus ne sont donc pas infectés, mais subissent des dommages à cause d'une infection.

C'est le cas des articulations, des valvules cardiaques et des reins atteints par les toxines du *streptocoque bêta hémolytique du groupe A* dans certaines *scarlatines,* qui dégénèrent en *rhumatisme articulaire aigu* (RAA), ou *maladie de Bouillaud.* Ou encore de la paralysie des centres bulbaires de la respiration par les toxines du *bacille du charbon* qui infecte la peau.

Une maladie virale, comme la grippe, est aussi une affection infectieuse locale (voies respiratoires hautes) à effet général (fièvre et abattement généraux).

La marche de la maladie infectieuse

Les maladies infectieuses passent par différentes étapes. Les trois premières ont lieu sans que nous en ayons conscience.

1 • La contamination

Le microbe entre en contact avec le corps au niveau de la peau ou d'une muqueuse (les muqueuses respiratoires, par exemple). Ce contact n'est encore que très superficiel; il n'est que la rencontre de deux acteurs. Cette étape est cependant indispensable pour que l'infection (2e étape) puisse avoir lieu.

2 • L'infection

Si le microbe trouve une lésion par laquelle pénétrer dans les tissus ou un organe creux (intestin, vessie…) possédant des caractéristiques qui lui sont favorables, il s'y installe et se multiplie : c'est le début de l'infection. Dans le cas contraire, il meurt. Dans la réalité, la plupart des contaminations n'aboutissent pas à une infection. L'organisme est constamment en contact avec d'innombrables microbes, mais seule la conjonction de facteurs bien précis fait qu'une infection en résulte.

3 • La période d'incubation

Se trouvant dans un milieu favorable, les microbes se multiplient de plus en plus. C'est la période d'incubation. La population s'accroît énormément, en silence. La maladie couve (incubation veut dire couver), mais aucun symptôme ne se manifeste encore. Ceux-ci n'apparaîtront qu'à l'étape suivante, lorsque la population de microbes aura atteint le seuil critique.

La durée de la période d'incubation dépend de la vitesse de multiplication du microbe et de la grandeur de la population nécessaire pour occasionner des dommages. Elle varie donc d'une espèce de microbe à l'autre. Elle est de 1 à 3 jours seulement pour la grippe, alors qu'elle est de 2 à 8 jours pour la scarlatine et de 3 à 6 semaines pour la dysenterie amibienne.

À la fin de la période d'incubation, les quelques microbes du départ se sont transformés en une population de milliards d'individus.

4 • La période d'état

Les lésions tissulaires, ainsi que l'inflammation et l'intoxication engendrées par les microbes, ont ici pris des proportions telles qu'elles deviennent perceptibles. Ce qui, jusque-là, s'était déroulé discrètement dans les profondeurs du corps apparaît maintenant de manière criante au grand jour: douleurs, fièvre, mal-être, éruptions cutanées, expectorations, abcès..., selon la maladie. Ces symptômes continuent à se déployer avec force pendant une période plus ou moins longue, en fonction des germes infectieux et de la vitesse de réaction des défenses organiques.

Le corps ne reste en effet pas passif face à l'agression microbienne. Le système immunitaire produira des lymphocytes, des anticorps et diverses autres substances qui s'opposeront aux infections. La période d'état s'achèvera lorsque la population microbienne sera suffisamment décimée par ces efforts ou, au contraire, lorsque le corps succombera à l'agression microbienne.

Durée d'incubation de quelques maladies	
Durée d'incubation	**Maladie**
1 à 3 jours	Grippe
1 à 7 jours	Dysenterie bacillaire
2 à 8 jours	Scarlatine
2 à 7 jours	Diphtérie
2 à 4 jours	Méningite cérébro-spinale A méningocoque
5 à 15 jours	Coqueluche
5 à 30 jours	Brucellose (fièvre de Malte)

Durée d'incubation de quelques maladies	
Durée d'incubation	**Maladie**
7 à 14 jours	Rougeole
8 à 21 jours	Variole
7 à 14 jours en moyenne	Poliomyélite
15 jours en moyenne	Typhoïde (et paratyphoïde)
2 à 3 semaines	Oreillons
2 à 3 semaines	Rubéole
2 à 3 semaines	Varicelle
2 à 4 semaines	Syphilis
3 à 6 semaines	Dysenterie amibienne
3 à 6 semaines	Hépatite virale épidémique
8 à 16 semaines	Hépatite virale sérique

5 • La convalescence

La victoire des forces organiques sur les microbes n'entraîne pas une guérison instantanée. Les lésions doivent être réparées, les tissus reconstruits, les toxines et les cadavres microbiens évacués, l'inflammation calmée, etc. Tous ces travaux de nettoyage et de rénovation sont le propre de la convalescence. Ils dureront jusqu'à ce que le corps retrouve son état de santé. Cela peut prendre de quelques jours à plusieurs semaines.

Il est très important de respecter cette période. Écourtée, elle laisse l'organisme dans un état de faiblesse qui le rend réceptif aux rechutes ou à d'autres infections.

Les sources des infections

Les sources d'infection de l'être humain sont en partie externes : l'eau, les aliments et le monde animal qui l'entoure. Ce dernier est une importante cause de contagion : un tiers des maladies infectieuses proviennent des animaux ou sont transmises par eux (principalement par les piqûres d'insectes). L'homme lui-même est une autre source d'infection pour ses concitoyens. Certaines maladies sont en effet très contagieuses : le rhume, la grippe, la rougeole, la variole, la typhoïde, la lèpre, etc.

Mais il existe une autre source d'infection importante qui ne vient pas du dehors, mais de l'intérieur. Elle est représentée par les propres microbes de l'être humain — saprophytes — qui deviennent soudain virulents.

Les microbes saprophytes de l'homme

De nombreux microbes vivent en *commensal* avec notre corps ; ils y mènent une activité utile. On en trouve dans les intestins, la gorge, les poumons et sur la peau. En dégradant, par fermentation ou putréfaction, les déchets organiques et en s'en nourrissant, ils en débarrassent le corps. Leur activité d'éboueur contribue donc à conserver les organes et tissus propres.

Bien que bénéfiques pour l'être humain, les microbes saprophytes deviennent virulents dans certaines circonstances. Le plus connu d'entre eux est l'*escherichia coli,* ou colibacille, qui vit dans nos intestins. Lorsqu'il devient agressif, il engendre des infections urinaires. 80 % des cystites sont dues à son action. Il déclenche également des diarrhées infectieuses, ou colibacilloses intestinales, surtout chez les enfants.

Les *staphylocoques* et les *streptocoques* sont également connus pour être capables de devenir virulents et causer de nombreuses infections. Contrairement à beaucoup de microbes qui ont un organe-cible de prédilection, ces deux bactéries vivent un peu partout dans l'organisme : sur la peau, dans les intestins, les voies respiratoires, les conduits auditifs, les voies urinaires, etc. Par conséquent, les infections qu'ils peuvent déclencher lorsqu'ils deviennent pathologiques sont nombreuses : rhinopharyngite, angine, sinusite, pneumonie, otite, furoncle, anthrax, abcès, impétigo, abcès mammaire, panaris, entérite, ostéite, arthrite, méningite, endocardite, cystite, pyélonéphrite, septicémie, etc.

Parmi les autres microbes saprophytes pouvant devenir dangereux, on trouve le *bacille de Pfeiffer (Hæmophilus influenzæ)* qui vit dans les cavités de la face (nez, gorge, oreilles, yeux). Il est responsable de sinusites, d'otites, de conjonctivites et, parfois, de méningites. Le *pseudomonas aeruginosa,* un bacille des voies respiratoires, peut, quant à lui, causer des pneumonies ou des septicémies.

Comment des microbes habituellement utiles deviennent-ils virulents ? Qu'est-ce qui les fait passer d'un état à l'autre ? Il est essentiel de le comprendre pour être capable d'éviter que des mutations aussi dangereuses puissent avoir lieu. Notre organisme ne contient-il pas des milliards de microbes qui, potentiellement, pourraient devenir dangereux à la suite de telles mutations ?

La question du pourquoi de la virulence soudaine des microbes saprophytes est étroitement liée à d'autres questions fondamentales à propos des infections :

- Pourquoi certaines personnes résistent-elles à toutes les infections alors que d'autres attrapent toutes celles qui se présentent ?
- Pourquoi certaines personnes sont-elles très réceptives à un type d'infection donné — aux streptocoques ou aux infections mycosiques, par exemple — alors que d'autres, malgré un contact répété avec ces microbes, ne contractent jamais la maladie ?

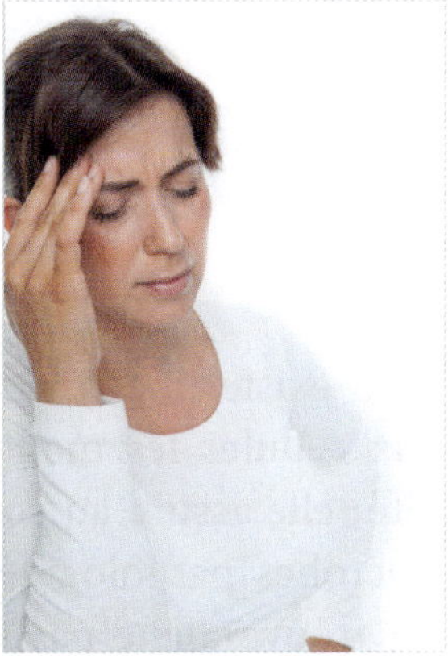

Les infections sont aussi liées au système immunitaire et au terrain organique.

La réponse à ces questions se trouve, d'une part, dans le système immunitaire (cf. chapitre 4) et, d'autre part, dans le terrain organique, notre milieu intérieur, qui constitue un environnement plus ou moins favorable au développement des microbes, selon son état et les circonstances.

Le terrain

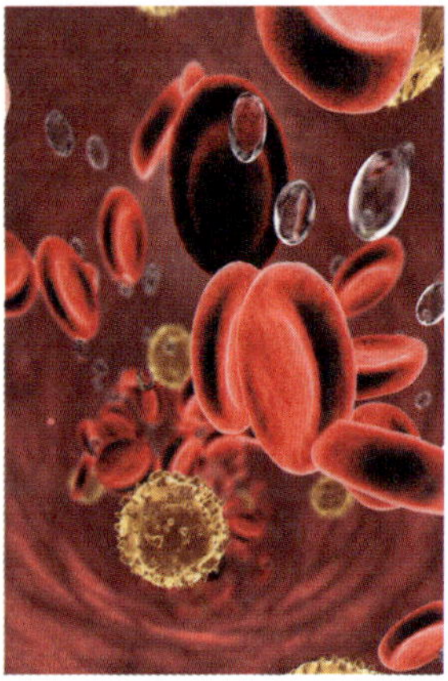

Lymphe et sang débarrassent le corps des déchets.

Le terrain est constitué par l'ensemble des liquides : le sang, la lymphe, les sérums extra- et intracellulaires dans lesquels baignent les cellules de notre corps. Nos cellules sont en effet remplies de liquides (cytoplasme ou sérum intracellulaire), approvisionnées en substances nutritives par des liquides (sang, sérums cellulaires) et débarrassées de leurs déchets par des liquides (lymphe, sang).

L'élément aqueux constitue donc l'environnement de nos cellules. Elles en dépendent entièrement et ne peuvent s'en passer sans en pâtir immédiatement.

Il existe une *composition idéale de ces liquides* qui offre aux cellules les meilleures conditions de survie et d'activité ; elle assure au corps la pleine santé et la vitalité. Si des microbes pathologiques y pénétraient à ce moment-là, ils ne trouveraient pas de conditions favorables. Un terrain sain est un milieu adverse à tout microbe pathologique, qui ne peut s'y installer ni y survivre ni, à plus forte raison, s'y multiplier. Un tel terrain est *résistant aux microbes.* Il faut souligner que cette résistance existe en nous indépendamment de toute activité défensive que peut mettre en marche le système immunitaire. Si le microbe meurt dans un terrain sain, c'est qu'il est comme un poisson à l'air ou comme un homme dans le monde sous-marin : n'étant pas à sa place, il périt rapidement.

La composition idéale du terrain n'est cependant pas quelque chose de fixe. Elle peut être modifiée par de multiples facteurs : l'alimentation, la sédentarité, le stress, la fatigue, le manque de sommeil, la prise de médicaments, de drogues, de tabac, etc. Les conséquences qui en résultent sont que le terrain se dégrade : les conditions de vie qu'il offre diminuent plus ou moins fortement selon l'éloignement de la composition idéale qui a lieu.

La dégradation du terrain peut prendre deux formes : soit le terrain est carencé en vitamines, minéraux... qui devraient entrer dans sa composition, soit il est surchargé en poisons et déchets métaboliques (urée, acide urique, cholésterol...). Ces deux types de dégradation peuvent coexister ; le terrain sera alors à la fois carencé et surchargé, ce qui est d'ailleurs assez courant de nos jours.

Quelles que soient les raisons pour lesquelles un terrain se dégrade, il n'offre plus un milieu de vie idéale pour les cellules du corps. Le sang, charriant de nombreuses toxines, est plus épais et circule mal. Les sérums cellulaires se surchargent de déchets et congestionnent les organes. Ceux-ci s'affaiblissent et cessent de fonctionner correctement, d'autant plus que les apports d'oxygène et de nutriments sont déficients.

Au lieu d'être propres et nutritifs et de fournir vitalité et énergie aux cellules, les liquides organiques transforment alors le terrain en une sorte de marécage aux eaux sales et stagnantes. Si de telles conditions sont défavorables aux cellules, elles sont propices aux... microbes, qui y trouvent un milieu de développement idéal. Celui-ci n'est-il pas encombré de déchets et de résidus métaboliques qu'ils devraient justement décomposer et éliminer ?

Qu'une bactérie, un parasite ou tout autre microbe pénètre à ce moment dans le corps, il y trouve des conditions idéales pour se développer et se multiplier. Une maladie infectieuse en résultera alors rapidement et aisément. Il suffit d'observer la réceptivité aux infections des personnes suralimentées, sédentaires et grandes consommatrices de tabac et d'alcool et, au contraire, la résistance des gens dont l'hygiène de vie est respectueuse des lois de la nature.

La dégradation du terrain n'est cependant pas seulement favorable aux microbes extérieurs; les conditions de vie se modifient aussi pour les bactéries saprophytes. Pour certaines d'entre elles, ces modifications sont particulièrement bénéfiques car les caractéristiques que le terrain acquiert peuvent être idéales. L'augmentation dramatique de leur nombre — aux dépens d'autres microbes saprophytes — cause alors un déséquilibre et devient une menace pour l'organisme.

C'est le cas du *candida albicans,* par exemple. Vivant en petit nombre dans les intestins, il a une présence assez forte pour effectuer un travail utile, mais suffisamment faible pour ne pas devenir gênante. Or, lorsque le terrain se modifie et que les conditions de vie lui deviennent spécialement favorables (donc adverses pour d'autres microbes avec lesquels il est en concurrence), il se multiplie démesurément. Il envahit le tube digestif entier, puis déborde sur d'autres organes où il ne devrait pas se trouver et qui supportent mal sa présence. Au début, l'un ou l'autre d'entre eux est touché, mais, par la suite, la contamination s'étend. Pour finir, l'organisme dans son ensemble peut être colonisé, comme c'est le cas dans la candidose chronique[1].

L'invasion par des microbes saprophytes devenus virulents est rarement aussi étendue que dans la candidose chronique. Généralement, un organe ou deux seulement sont envahis par les microbes. Or, ces organes n'étant pas équipés pour abriter ces microbes, ils sont agressés par eux tout autant que lors d'une infection par des microbes de l'extérieur.

---

1 Voir à ce propos *Je me sens mal, mais je ne sais pas pourquoi!,* du Dr Philippe-Gaston Besson, Éditions Jouvence, 2011.

Augmentation démesurée du nombre de microbes et présence de ceux-ci dans des organes dans lesquels ils ne devraient pas se trouver, tels sont les deux raisons qui font que les microbes saprophytes deviennent dangereux.

L'état du terrain organique est donc à tous les égards fondamental. Une infection ne dépend jamais d'un seul facteur. Il y a toujours deux éléments en jeu : *un microbe et un terrain réceptif.* Et *le terrain est le facteur décisif.* Ce fait se résume dans la formule bien connue :

Le microbe n'est rien,
le terrain est tout !

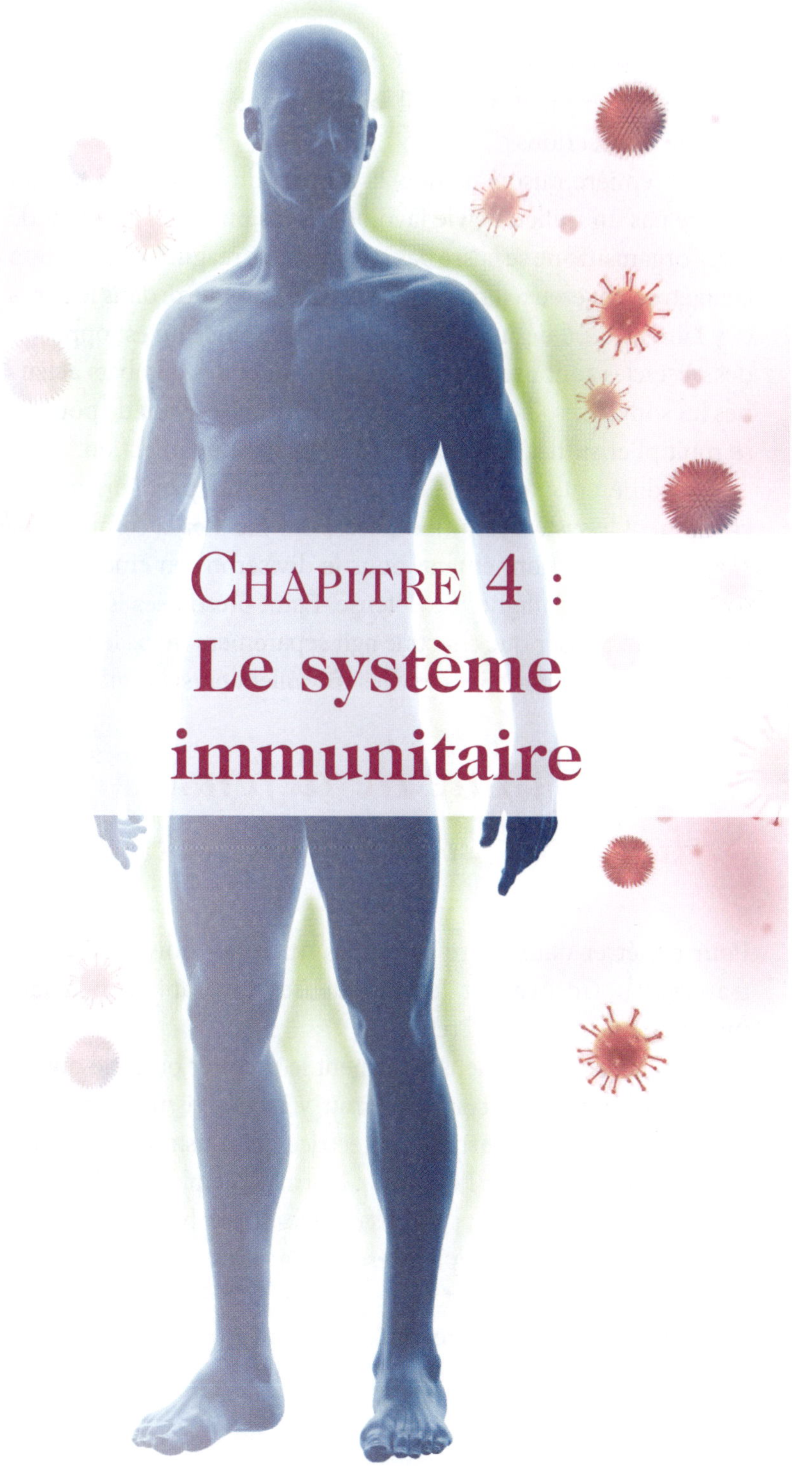

Chapitre 4 : Le système immunitaire

L'être humain est entouré de nombreux microbes pathologiques. Comment se fait-il qu'il ne soit pas plus souvent victime d'infections ?

La première raison est que, la plupart du temps, son terrain n'offre pas un milieu de vie favorable à ces microbes; la seconde que l'organisme ne se laisse pas envahir sans réagir. Un microbe a beau être dangereux, il ne peut pas entrer sans autre dans le corps et y faire ce qu'il désire. Une très forte résistance lui est opposée, des obstacles sont dressés sur son chemin et des combats acharnés lui sont livrés. Il est donc souvent neutralisé avant de pouvoir se multiplier suffisamment pour déclencher une infection.

Les différents moyens de défense utilisés par l'organisme constituent le système immunitaire. Pour faciliter la compréhension de son fonctionnement, nous le diviserons en cinq parties, qui sont autant de lignes de défense. Étant présentées isolément, on pourrait penser que chacune agit séparément, mais leurs activités sont étroitement liées et elles travaillent en synergie.

1re ligne de défense : la peau et les muqueuses

Pour pénétrer dans notre corps, les microbes doivent d'abord traverser notre peau et les muqueuses qui tapissent la face interne de nos organes creux.

La peau et les muqueuses forment le premier obstacle que les microbes rencontrent sur le chemin vers nos tissus et organes. Elles constituent une barrière protectrice qui soustrait nos cellules d'un contact direct avec l'extérieur. Normalement, les microbes ne peuvent pas les traverser, à moins qu'elles soient blessées.

Agissant par leur simple présence, la peau et les muqueuses constituent une ligne de défense passive. Elle est néanmoins très efficace car différents facteurs contribuent à renforcer leur rôle protecteur.

La peau

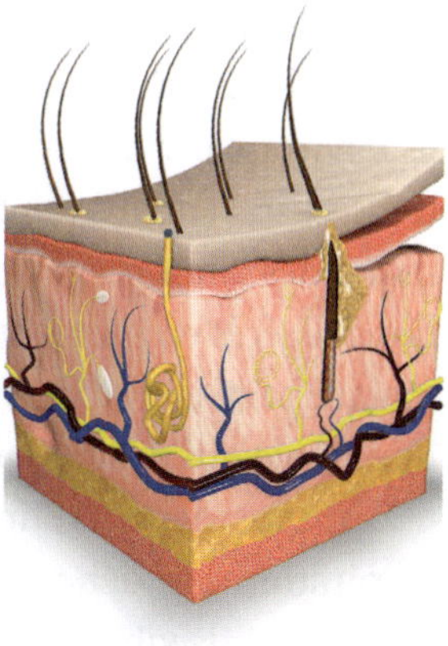

La peau est un obstacle de poids face aux microbes.

Les microbes qui arrivent sur notre peau pénètrent dans un milieu acide. Or, comme tout être vivant, les microbes ne se développent que dans un environnement au pH bien spécifique. Celui d'une peau saine est trop acide pour eux et s'oppose à leur survie et à leur multiplication. Cette action microbicide est plus ou moins puissante, selon la sensibilité des microbes. Ceux qui survivent doivent cependant faire face à d'autres obstacles.

La peau sécrète un enduit gras qui recouvre toute sa surface: le sébum. Constitué de déchets et de cellules mortes, il renferme également des substances toxiques qui agressent et tuent les microbes entrant en contact avec lui.

Un autre obstacle est la flore microbienne saprophyte de la peau. Par leur présence et leur nombre, les microbes inhibent le développement de microbes pathogènes, qui ne trouvent ni assez d'espace vital ni assez de nourriture. La concurrence pour la survie est trop rude. Les microbes saprophytes sécrètent également des substances qui sont toxiques pour les envahisseurs.

Les muqueuses

Quelles que soient les muqueuses avec lesquelles ils entrent en contact, les microbes sont directement confrontés à deux obstacles. D'une part, les muqueuses sécrètent un mucus protecteur dans lequel les microbes s'engluent et dont le pH et les substances microbicides portent atteinte à leur survie. D'autre part, elles produisent des enzymes spéciales, les *lysozymes,* qui s'attaquent aux microbes et les lysent. La lyse est une sorte de digestion qui les détruit en les dégradant en petites particules.

Au niveau du tube digestif, d'autres dangers attendent les microbes. Ils y seront d'abord agressés par la puissance corrosive de l'acide chlorhydrique sécrété par l'estomac. S'ils en échappent, ils devront faire face aux autres sucs digestifs (hépatique, pancréatique et intestinal), dont le rôle est de dissoudre la matière organique des aliments et des microbes. De nombreux microbes sont donc digérés en même temps que les aliments. Ceux qui subsistent malgré tout entreront en concurrence avec la flore microbienne intestinale qui ne leur laissera que peu de chance de survivre.

En plus des sécrétions de mucus et de lysozymes, les voies respiratoires se débarrassent des microbes de deux manières. À l'aide des cils vibratiles qui tapissent ses parois et qui sont doués d'un mouvement de va-et-vient, elles repoussent les microbes ainsi que la poussière qui encombrent les bronches vers l'extérieur. Ils sont également rejetés par les forts déplacements d'air à l'occasion d'éternuements et de toux.

2e ligne de défense : les phagocytes

Les microbes qui réussissent à traverser la peau et les muqueuses sont rapidement confrontés à la deuxième ligne de défense. Celle-ci est constituée de cellules spécialisées qui ont la particularité de pouvoir avaler les microbes, puis de les détruire en les digérant. Ce sont donc des mangeuses de cellules microbiennes. Le terme *phagocyte* vient en effet de *phagein* = manger et *kutos* = cellule.

Des phagocytes en grand nombre sont continuellement déversés dans la circulation générale. Postés partout dans le corps, comme des sentinelles, ils montent la garde avec vigilance et interceptent tout ce qui est étranger ou dangereux pour l'organisme. Le plus souvent, il s'agit de cellules mortes provenant de l'organisme lui-même ou de poisons, mais parfois aussi de microbes.

Généralement, les phagocytes sont immobiles et répartis à des endroits stratégiques. Les microbes qui pénètrent dans le corps n'en rencontrent pas forcément tout de suite. Mais lorsque c'est le cas, l'alerte est donnée par les phagocytes et le signalement de l'envahisseur est transmis plus loin. Les phagocytes se déplacent alors vers les microbes à l'aide de leurs pseudopodes, qui sont des sortes de prolongements rétractiles faisant office de jambes ou de bras.

Lorsqu'un phagocyte rencontre un microbe, il adhère à sa surface et s'y fixe. Son enveloppe externe se dilate de chaque côté du microbe et l'entoure progressivement d'un mouvement circulaire. Le microbe se retrouve ainsi prisonnier à l'intérieur du phagocyte, dans une poche spéciale, appelée vacuole. Là, il sera neutralisé et dégradé par des enzymes (figure 7).

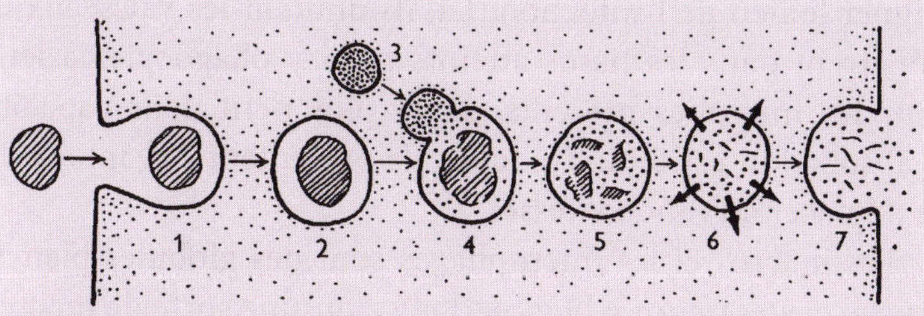

1 Ingestion d'un microbe par la cellule
2 Formation d'une vacuole
3 Lysosome
4 Fusion du lysosome avec la vacuole
5 Action des enzymes apportées par le lysosome : décomposition du microbe
6 Absorption des substances assimilables par le cytoplasme
7 Rejet des déchets

Figure 7 • Phagocytose

En fonction de leur taille, les phagocytes se divisent en deux catégories : les *macrophages* sont de grosses cellules mangeuses (*macro* = grand ; *phage* = mangeur) ; les *microphages* de petites cellules.

À cause de leur taille, les macrophages sont moins mobiles que les microphages. Ils sont par contre capables d'absorber davantage de microbes que ces derniers. Le travail des phagocytes consiste à en avaler beaucoup, qu'ils digèrent en permanence. Chaque macrophage peut ainsi en détruire des centaines. Parfois même, pour augmenter leur efficacité, plusieurs macrophages s'unissent pour en former un seul, de taille géante, capable d'absorber et de détruire encore plus de microbes.

Lorsque les macrophages sont dépassés, ils appellent à la rescousse les microphages. Ceux-ci se tiennent dans le sang, alors que les macrophages se trouvent surtout dans les tissus. Grâce à leur petite taille et à la facilité de déplacement que leur offre le courant sanguin, les microphages se rendent très rapidement d'une partie du corps à l'autre pour gagner le lieu de l'infection. Là, ils quittent les vaisseaux et pénètrent dans les tissus atteints pour y phagocyter à leur tour les microbes présents. Étant plus petit, leur capacité d'absorption est moindre, mais ils présentent l'avantage de se déplacer à grande vitesse.

Les macro- et les microphages sont des globules blancs, ou *leucocytes* (*leuco* = blanc). Il n'y a qu'une sorte de macrophages, mais trois sortes de microphages : les *neutrophiles*, les *éosinophiles* et les *basophiles*. Les premiers sont les plus nombreux et arrivent le plus rapidement dans les tissus infectés ; les deux autres groupes sont plutôt actifs en fin d'infection.

Lorsque l'organisme est informé qu'une agression a lieu, il réagit en produisant des macrophages supplémentaires, mais surtout en augmentant considérablement le nombre de microphages. Normalement, le sang contient entre 4 300 et 10 000 globules blancs par mm^3. En cas d'infection, leur nombre dépasse les 10 000 et monte jusqu'à plusieurs dizaines de milliers, ce qui traduit bien l'intensité du combat livré par le corps contre les envahisseurs.

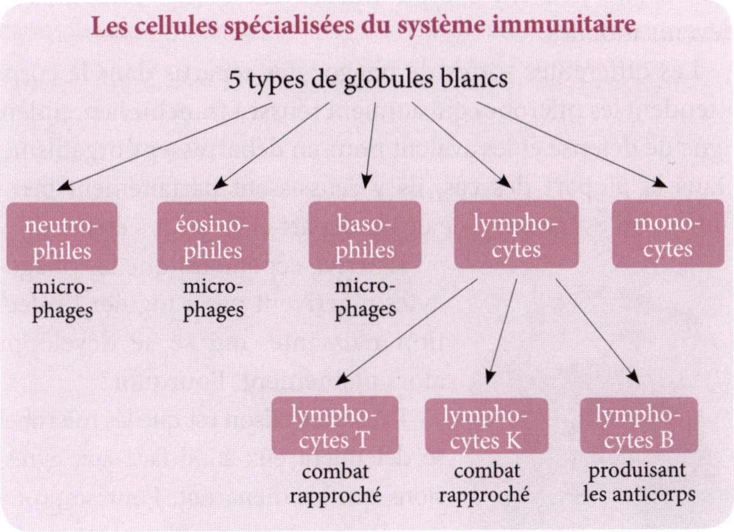

Figure 8 • Globules blancs ou leucocytes

Le champ d'action des phagocytes se trouve avant tout à l'extérieur des cellules. Un microbe caché à l'intérieur de l'une de celles-ci est donc difficile à repérer pour eux. Si, malgré tout, ils parviennent à déceler sa présence, ils ne pénètrent pas dans la cellule, mais l'absorbent avec tous les microbes qu'elle contient. Cela a spécialement lieu avec les cellules infectées par des virus.

En plus des phagocytes déjà mentionnés, il en existe d'autres, d'un genre un peu différent: ceux qui font partie intégrante d'un organe. Bien qu'étant une cellule de l'organe, ils sont spécialisés pour manger les microbes qui s'attaquent aux tissus auxquels ils appartiennent. Ce sont les *cellules de Kupffer* du foie, des *microglies* du cerveau et du système nerveux et des *histiocytes* et *polyblastes* de la peau, qui font partie du système réticulo-endothélial.

On trouve aussi des macrophages tissulaires dans la rate, la moelle osseuse, les alvéoles pulmonaires, les ganglions lymphatiques, le péritoine et la plèvre. Lors de fortes inflammations, ces cellules peuvent exceptionnellement quitter leur tissu et devenir mobiles.

Les différentes sortes de phagocytes répartis dans le corps attendent les microbes qui auraient réussi à franchir la première ligne de défense et les avalent pour en débarrasser l'organisme. Dans la plupart des cas, ils y réussissent parfaitement bien : l'infection est neutralisée dès le départ et ne peut s'étendre.

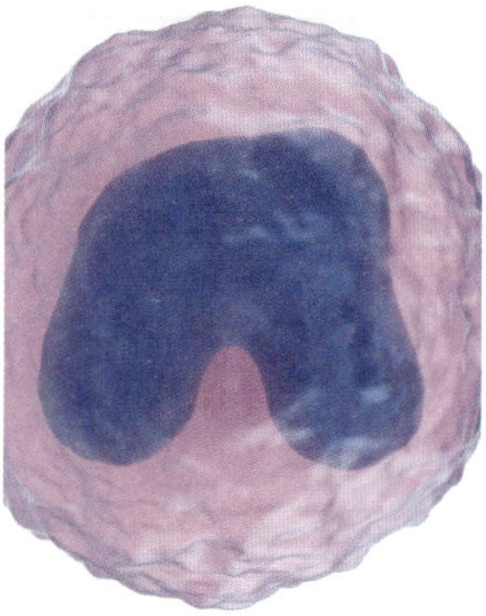

Les phagocytes avalent les microbes, puis les digèrent.

Il arrive cependant que les phagocytes n'arrivent pas à juguler l'infection naissante, qui se se développe alors pleinement. Pourquoi ?

L'une des raison est que les microbes se défendent eux-aussi face aux agressions qui les menacent. Pour se protéger des phagocytes qui tentent de les absorber, ils disposent de divers moyens ingénieux. Par exemple, ils rendent leur enveloppe lisse et glissante pour empêcher les phagocytes de s'y fixer et de les encercler. Ils sécrètent également des poisons qui les repoussent ou les tuent.

Cependant, la raison principale des échecs est que les microbes peuvent prendre les macrophages de vitesse. Certes, ces derniers les attaquent et les tuent, mais seulement après être entré en contact avec eux, avoir réalisé qu'il s'agit d'ennemis, les avoir immobilisés et entourés. Tous ces processus prennent du temps et, avant qu'ils n'aient abouti, les microbes non encore attrapés se multiplient et se répandent dans les tissus.

Chez les animaux inférieurs, ce serait alors l'infection et la mort. Ils succomberaient à l'assaut microbien car leur système immunitaire ne dispose pas d'autres lignes de défense. Les animaux supérieurs par contre possèdent des moyens de défense supplémentaires très spécialisés et précis. On les dit spécifiques, par opposition aux deux premiers qui sont, somme toute, très généraux.

3e ligne de défense : le combat rapproché des lymphocytes

Pour se protéger du microbe envahisseur, l'organisme fait appel aux défenseurs spécialisés, les *lymphocytes.* Ceux-ci constituent l'une des grandes catégories de globules blancs produits par le système lymphatique. Ils sont divisés en sous-groupes : les lymphocytes T, K, NK et B, pour ne mentionner que les principaux.

Il existe un nombre élevé de lymphocytes T différents — plus d'un million d'après certaines estimations —, chacun étant spécialisé pour détruire un microbe précis. À eux tous, ils couvrent toutes les infections possibles. Par conséquent, le travail fondamental à effectuer par l'organisme lors d'une infection sera de trouver le lymphocyte actif contre tel microbe, puis de le multiplier à des millions d'exemplaires pour faire face à l'envahisseur. Une course de vitesse s'installe alors entre le corps et les microbes.

Au fur et à mesure de leur production, les lymphocytes T spécifiques sont envoyés dans l'organisme. Étant spécialisés pour détruire un microbe précis, ils détiennent les informations nécessaires non seulement pour repérer facilement l'ennemi, mais également pour le tuer rapidement. Les lymphocytes T possèdent sur leur membrane extérieure des récepteurs qui retiennent aisément les microbes recherchés. Ils sécrètent ensuite des substances toxiques destinées à les tuer.

Ils n'avalent pas le microbe, comme le font les phagocytes, mais l'immobilisent et le détruisent par des poisons, d'où leur nom de *lymphocytes T cytotoxiques.* Disposant de plusieurs récepteurs, ils sont capables de tuer plusieurs microbes à la fois, augmentant ainsi l'efficacité de leur activité. Ils peuvent aussi détruire une cellule et les microbes qui s'y trouvent, lorsqu'elle a été préalablement repérée et marquée par un macrophage.

Lorsque c'est nécessaire, les lymphocytes K — *K* pour *Killer* = tueur, en anglais — sont également multipliés en grand nombre et programmés pour repérer rapidement les envahisseurs responsables de l'infection, se fixer à eux et les détruire. Cette destruction a lieu à l'aide d'enzymes par lyse et non par empoisonnement.

Les lymphocytes T et K doivent se déplacer jusqu'aux microbes afin de les soumettre à l'action de leurs poisons et enzymes. Le combat rapproché qui en résulte n'est cependant pas le seul possible. D'autres lymphocytes sont capables d'empoisonner les microbes à distance. C'est le cas de ceux appartenant à la 4e ligne de défense.

4e ligne de défense : le combat à distance des lymphocytes B

Les lymphocytes B — qui sont les acteurs de cette ligne de défense — produisent des substances, appelées *anticorps,* qui sont emportées par le courant sanguin et les sérums cellulaires jusqu'aux microbes pour les éliminer.

Cette destruction, ou neutralisation, a lieu de différentes manières. Dans certains cas, ce sont les enzymes contenus dans l'anticorps qui décomposent la cellule par lyse, dans d'autres cas, des toxiques tuent les microbes en les empoisonnant. D'autres anticorps font précipiter les organites des cellules microbiennes ; ils tombent alors au fond de la cellule, leur activité s'interrompt et la cellule — le microbe — meurt. Une autre manière utilisée est l'agglutination : en se collant étroitement aux microbes, les anticorps les rendent inoffensifs en neutralisant et paralysant leur fonctionnement. Parfois, ils ne tuent pas directement les microbes, mais les marquent seulement d'un signe distinctif qui le rendra plus facile à repérer par d'autres lymphocytes (T ou K) ou par des phagocytes.

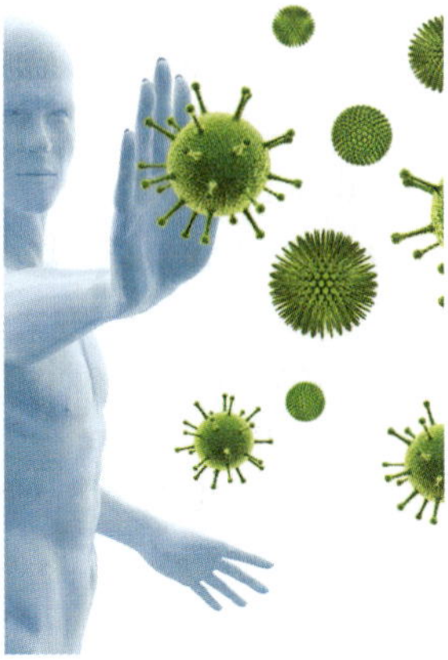

Chaque lymphocyte B produit un anticorps précis.

Contrairement à la 3e ligne de défense, les lymphocytes B ne transportent pas les poisons qu'ils produisent, mais les lâchent sous forme d'anticorps dans la circulation générale qui les conduira jusqu'aux microbes. Les anticorps spécifiques ne tueront qu'un genre de microbes et aucun autre, aussi rapprochés que puisse être leur contact avec d'autres agresseurs.

Chaque lymphocyte B — il en existe de très nombreuses sortes — produit un anticorps précis. Lors d'une infection, seul le lymphocyte B, capable de produire l'anticorps nécessaire pour protéger l'organisme, entrera en action.

Le choix du lymphocyte B se fait sur la base d'informations transmises par les lymphocytes T. Chaque genre de microbes possède sur sa membrane extérieure des protéines qui lui sont propres et qui les distinguent de tous les autres microbes. Ce signe distinctif est appelé *antigène.*

Les anticorps sont aussi appelés *immunoglobulines* (Ig), parce qu'il s'agit de grosses protéines (des globulines) actives au niveau du système immunitaire. On en compte trois classes principales, chacune comprenant de très nombreux anticorps ou immunoglobulines différents pour faire face aux multiples agresseurs possibles.

- Les *immunoglobulines IgM* sont les premières à agir lors d'une infection : elles neutralisent les microbes en les agglutinant.

- Les *immunoglobulines IgA* protègent avant tout les muqueuses des entrées de l'organisme (voies respiratoires, digestives et les yeux). En s'agglutinant aux microbes, elles forment un composé qui ne peut pas traverser les muqueuses. Les IgA des larmes ne sont pas les mêmes que celles de la salive ou des autres muqueuses, car les microbes auxquels elles doivent faire face sont différents.
- Les *immunoglobulines IgG* sont capables de passer entre les cellules et de pénétrer dans les profondeurs tissulaires. Elles interviennent aux stades avancés de l'infection, quand les tissus sont déjà bien envahis par les microbes.

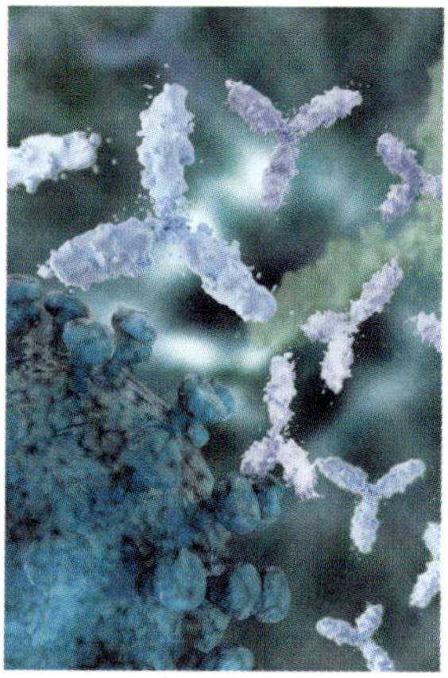

Les anticorps neutralisent les microbes mais aussi leurs toxines.

Les anticorps ne s'attaquent pas à un microbe à la fois, mais à plusieurs en même temps. Ils possèdent tous au moins deux possibilités de fixer un microbe; ce sont donc toujours deux microbes ou plus qu'ils rendent inoffensifs. Les anticorps ne neutralisent pas seulement les microbes, mais également leurs toxines. Cela est primordial, car dans certaines maladies infectieuses, ce sont avant tout elles qui sont à l'origine des troubles et lésions organiques.

Les anticorps produits en réaction à une infection restent acquis. Un grand nombre d'entre eux est donc toujours prêt à tuer les microbes dès leur apparition. Une nouvelle infection par ces microbes devient impossible; l'organisme est alors « immunisé ».

5e ligne de défense : l'interféron sécrété par les cellules

Les divers moyens de défense mentionnés jusqu'à présent proviennent tous de cellules qui ne sont pas agressées. C'est un peu étonnant car on s'imaginerait plus volontiers que les cellules menacées se défendraient elles-mêmes. C'est pourtant normal. Contrairement à la cellule d'un être unicellulaire qui doit s'occuper de toutes les fonctions nécessaires à sa survie, dans les organismes pluricellulaires — comme l'est le corps humain —, les cellules sont spécialisées. Certaines s'occupent particulièrement des processus digestifs, d'autres de la respiration… et d'autres encore de la défense de l'organisme.

Néanmoins, il existe un processus défensif dans chaque cellule. En cas d'agression, elle sécrète un poison appelé *interféron,* qui inhibe la multiplication des microbes en créant un milieu réfractaire à leur développement. Ce processus — qu'on a cru, au début, ne s'appliquer qu'aux attaques virales — est aussi actif contre d'autres microbes, par exemple les *protozoaires* (de la malaria, en particulier).

Il s'agit bien d'un système de défense, car seules les cellules infectées sécrètent de l'interféron, et cela uniquement une fois que l'infection a débuté.

Les cinq lignes de défense immunitaires ne fonctionnent pas indépendamment, mais en synergie : des signaux d'alarme sont donnés d'une ligne à l'autre, les informations récoltées sont transmises plus loin et partagées, le marquage réalisé par certains défenseurs facilite le travail des autres, les processus de défense mis en œuvre par les uns sont soutenus par d'autres. Un ensemble de moyens sophistiqués et spécifiques s'enchaînent et se complètent.

Malgré cela, les microbes parviennent trop souvent à s'imposer. La raison en est rarement qu'ils sont trop puissants, mais que *le terrain est trop dégradé.* Surchargé de toxines et carencé en substances nutritives, celui-ci est réceptif aux infections. Or, ces déficiences se répercutent sur le système immunitaire. Tous les acteurs participant aux défenses de l'organisme — la peau, les muqueuses, les phagocytes, les lymphocytes et les organes — se trouvent dans le terrain et leur bon fonctionnement en dépend.

Or, si le système immunitaire d'un corps sain peut se défendre contre n'importe quelle infection, ce n'est plus le cas lorsque le terrain est déficient. La production de phagocytes, de lymphocytes et autres défenseurs est plus difficile, plus lente, moins élevée et de moins bonne qualité.

Dans la mesure où une déficience du terrain est présente et que le système immunitaire est affaibli, un système de défense artificiel doit être mis en œuvre pour se substituer aux défenses organiques : ce sont les antibiotiques.

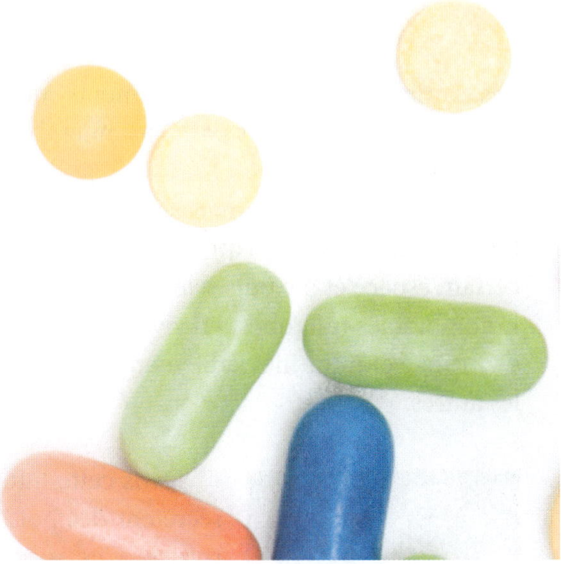

Chapitre 5 : Les antibiotiques

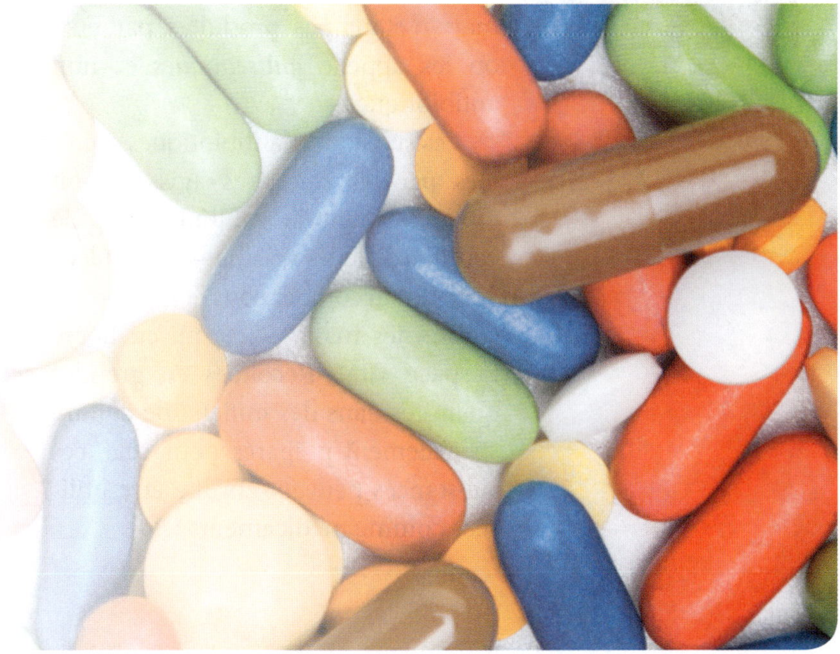

Les antibiotiques, ces médicaments utilisés pour tuer les microbes, sont produits par… les microbes eux-mêmes. Comment est-ce possible ?

Un microbe n'est jamais seul ; il est toujours entouré d'une foule de ses semblables qui, comme lui, cherchent à occuper un certain espace et à y puiser leur nourriture. Par conséquent, les innombrables microbes qui vivent sur la terre et sur tout ce qui s'y trouve entrent inévitablement en concurrence les uns avec les autres.

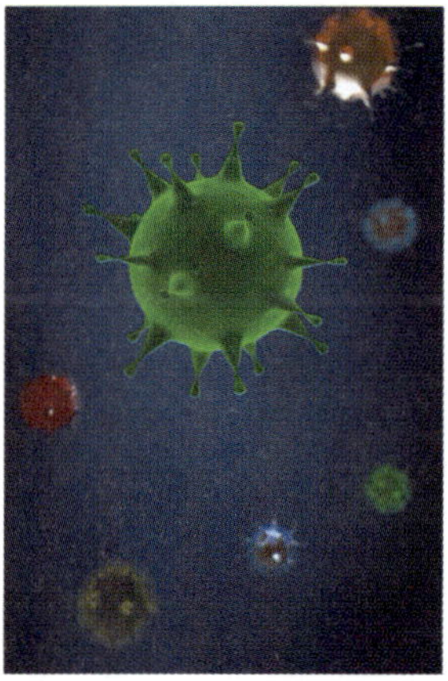

Les antibiotiques sont produits par... les microbes eux-mêmes.

Dans cette lutte pour la survie, ils sécrètent des poisons pour tuer leurs rivaux. Ces substances, inoffensives pour eux, mais toxiques pour leurs voisins, agissent *contre (anti)* quelque chose qui est en *vie (bio),* d'où leur nom d'*antibiotique.*

D'autres substances, comme le formol, les phénols, le permanganate, etc., tuent aussi les microbes, mais n'étant pas produites par eux, on les appelle *antiseptiques* et non antibiotiques.

Les substances antibiotiques sécrétées par les microbes agissent soit en empêchant la multiplication de certains de leurs voisins — ce qui leur évite de succomber sous le nombre — soit en les tuant — ce qui en libère l'espace vital. Récoltées en grandes quantités dans des milieux de culture spécialement préparés pour cela, ces substances peuvent ensuite être utilisées comme médicaments.

On connaît aujourd'hui plusieurs milliers de substances antibiotiques, mais il doit en exister bien plus étant donné le nombre de microbes existants. Cependant, seule une centaine est employée en médecine, dont une cinquantaine sur l'être humain.

Pour être utilisables en thérapie, les antibiotiques doivent posséder des caractéristiques précises. Ils doivent, par exemple, être actifs sur les microbes qui agressent l'être humain. Mais il faut également qu'ils puissent diffuser facilement dans le corps pour atteindre le lieu de l'infection et entrer en contact avec la cellule microbienne, voire pénétrer à l'intérieur. Les substances antibiotiques doivent conserver leur composition lorsqu'elles entrent en contact avec les liquides organiques ou les enzymes du corps, sinon elles perdraient leurs vertus thérapeutiques.

Au moment où les antibiotiques atteignent les microbes, ils agissent sur eux de différentes manières. L'une de leurs cibles principales est la membrane externe du microbe. En la blessant, la cellule microbienne se vide de son cytoplasme et de ses organites et meurt. Une autre cible est l'organite responsable de la respiration : en le détruisant, le microbe meurt d'asphyxie. Un autre organite visé est le ribosome, responsable de la production des protéines : sa neutralisation provoque des carences fatales au microbe.

Le code génétique du microbe est une autre cible des antibiotiques. Dans le noyau de toutes les cellules — donc également dans la cellule microbienne — l'information génétique est consignée sur une molécule spéciale, l'*acide désoxyribonucléique (ADN)*, et transmise aux différents organites de la cellule par une molécule qui fait office de messager : l'*acide ribonucléique (ARN)*. Agir sur l'une de ces deux molécules — ce que font divers antibiotiques —, c'est à coup sûr entraver la multiplication des microbes et, par là, la possibilité pour l'infection de s'étendre.

Agissant sur différentes parties de la cellule microbienne, les antibiotiques sont actifs sur les protozoaires, les bactéries et les champignons puisque ce sont des êtres unicellulaires. Ils sont par contre totalement inactifs contre les virus, qui ne sont que des molécules et non pas des cellules.

Les antibiotiques sont également inopérants contre les toxines sécrétées par les microbes, qui ne sont également que des molécules et non pas des cellules. Certes, ils tuent bien les microbes à toxines — par exemple, les bacilles du choléra, du charbon et de la typhoïde —, mais pas les toxines produites par ceux-ci.

Dans la nature, les différents microbes ne fabriquent pas tous les mêmes substances antibiotiques. La production est chaque fois adaptée aux menaces auxquelles chacun doit faire face. Certains microbes n'ont qu'un ou un nombre restreint d'ennemis, d'autres de très nombreux. On distingue ainsi des *antibiotiques à spectre étroit,* parce qu'ils ne sont actifs que sur un ou un petit nombre de microbes, et des *antibiotiques à large spectre,* qui tuent toute une variété de microbes.

Si tous les antibiotiques agissent sur une ou plusieurs bactéries, peu d'entre eux sont actifs sur les protozoaires, et un nombre encore plus restreint sur les champignons. Leur action sur les virus, répétons-le, est nulle !

Histoire des antibiotiques

Lorsque, au XIXe siècle, on découvrit l'existence des microbes et leur rôle dans l'éclosion des maladies infectieuses, on se mit à rechercher des moyens de les tuer. Dans ce but, des procédés de culture de microbes furent mis au point afin de disposer d'un grand nombre de spécimens. Puis on les mettait en contact avec toutes sortes de substances pour savoir lesquelles pouvaient les détruire. Au cours de l'une de ces tentatives, en 1877, deux chercheurs français, Pasteur et Joubert, mirent des bactéries inoffensives en contact avec des bacilles charbonneux. Ils eurent la satisfaction de constater que celles-ci ne survécurent pas à ce contact. Un premier pas était fait !

Poursuivant les recherches, ils constatèrent que l'inoculation dc bacilles charbonneux à doses mortelles ne déclenchait aucun trouble lorsqu'on leur associait les mêmes bactéries inoffensives. Preuve était faite que quelque chose dans le mélange avait un effet inhibiteur sur les microbes. De quoi s'agissait-il ? Personne ne le savait, mais des expériences similaires renforcèrent la conviction que les microbes pouvaient être vaincus, que les maladies infectieuses n'étaient pas une fatalité contre laquelle on était impuissant.

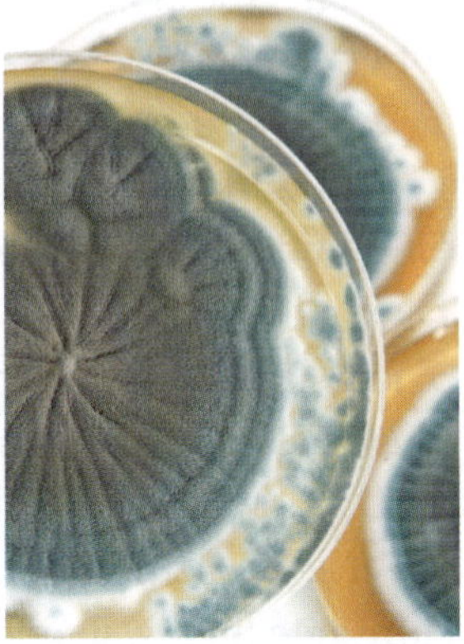

La pénicilline est extraite d'une moisissure.

En 1890, une première substance antibiotique fut isolée d'une culture de bactéries : la *pyocyanase.* Trop toxique, le produit, qui s'était montré actif en laboratoire contre la diphtérie et d'autres maladies, est abandonné.

En 1929, Alexander Fleming, un bactériologiste anglais, découvre que les *staphylocoques* qu'il cultive se décomposent dans le milieu nourricier donné. Cherchant à savoir pourquoi, il découvre qu'une moisissure *(Penicillum notatum),* qui contamine par accident son milieu de culture, en est responsable. La substance antibiotique qu'il en extrait est appelée *pénicilline.* Bien que Fleming suggère, dans le compte-rendu de sa découverte, d'employer cette substance contre toutes les maladies infectieuses, elle restera inutilisée pendant 17 années.

En 1939, deux chercheurs anglais, H. Florey et E. Chain, reprennent la découverte de Fleming et en testent la valeur thérapeutique sur des souris. Ces expériences étant couronnées de succès, la première utilisation de la pénicilline sur un être humain fut tentée en 1941. La personne choisie était un policier atteint de *septicémie,* sur le point de mourir. Toutes les 3 heures, pendant 5 jours, une injection intramusculaire de pénicilline fut effectuée.

Au bout de 24 heures, une amélioration très nette se dessina. Le 4e jour, la fièvre tomba et le malade put manger à nouveau. Une grande joie s'empara alors des chercheurs : jamais un remède n'avait eu un tel effet sur une infection. Malheureusement, le 5e jour, la réserve de pénicilline étant épuisée, l'infection reprit de plus belle ; l'état du malade se détériora et bientôt, il mourut.

L'action thérapeutique de la pénicilline était cependant prouvée et le problème de l'approvisionnement du produit en quantité suffisante fut résolu grâce à l'élaboration de procédés de culture.

Lors d'expérimentations ultérieures, la pénicilline se révéla efficace dans de nombreuses infections : la pneumonie, la diphtérie, la blennorragie, le rhumatisme articulaire aigu, la scarlatine, les angines, etc.

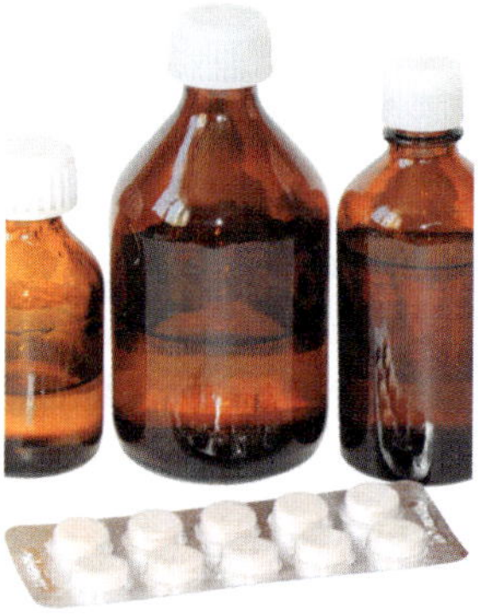

Les microbes sont rapidement devenus résistants à la pénicilline.

Une euphorie s'empara alors de tous : on croyait avoir enfin trouvé le remède miracle, celui qui guérissait tout ! Les maladies infectieuses — qui avaient fait tant de victimes sans que l'on ne puisse s'y opposer — devenaient faciles à soigner grâce à la pénicilline. Son emploi se répandit rapidement. En plus de son usage médical, on en fit des pastilles pour la gorge, des pâtes dentifrices, des crèmes cosmétiques, etc. Pendant des années, des produits à base de pénicilline — qui pouvaient être achetés par tout un chacun sans ordonnance, inondèrent le marché.

La vente libre cessa cependant dès 1955 ; elle fut même étroitement contrôlée. La pénicilline ne s'obtint plus que sur ordonnance. Le nombre de microbes devenu résistants à la pénicilline — ainsi qu'à toute une série d'antibiotiques découverts entretemps — s'était élevé dangereusement.

La résistance des microbes aux antibiotiques

Comme tout être vivant confronté à un danger mortel, les microbes agressés par des antibiotiques chercheront par tous les moyens à survivre. Ne pouvant se soustraire à la menace que représente l'antibiotique, ils s'efforceront d'échapper à leur action destructrice. Pour s'en protéger, ils devront donc développer en eux des qualités ou des moyens de défense. De ceux qui réussiront à survivre, on dira qu'ils ont développé une résistance. Concrètement, cela signifie que l'antibiotique en question n'a plus d'effet destructeur sur le microbe, qu'il devient inutilisable. En développant une résistance, les microbes ne perdent cependant pas leur caractère pathologique et continuent à être un danger potentiel.

La résistance est dite *simple* lorsqu'elle ne porte que sur un antibiotique, *multiple* lorsque plusieurs d'entre eux sont concernés. Il existe aussi une résistance dite *croisée* dans laquelle le microbe acquiert une résistance à un antibiotique auquel il n'a pas été confronté, mais dont les caractéristiques sont semblables à celles d'une substance contre laquelle il a déjà dû lutter.

Si les modifications qui s'opèrent dans un microbe sont suffisamment grandes pour qu'un antibiotique perde son efficacité, elles ne sont pas si conséquentes pour que ce microbe change du tout au tout et perde sa personnalité. Bien qu'une nouvelle souche ou lignée de microbes apparaisse, les différences sont minimes. À quelques détails près, il demeure le même et conserve, par conséquent, son nom.

Divers stratagèmes sont employés par le microbe pour se soustraire à l'action destructrice des antibiotiques. Beaucoup d'efforts portent sur la protection de sa membrane extérieure, puisque c'est elle que les antibiotiques cherchent souvent à détruire; c'est elle aussi que la substance antibiotique doit traverser pour pénétrer dans la cellule.

La défense du microbe consiste donc à renforcer sa membrane extérieure pour la rendre résistante aux tentatives de destruction des antibiotiques, ou imperméable pour que la deuxième catégorie d'antibiotiques ne puisse pas la traverser. Une autre stratégie consiste à développer des enzymes qui neutralisent les propriétés agressives des antibiotiquess. Dans ce dernier cas, ces derniers entrent bien en contact avec le microbe, mais sont inactivés par lui.

Développer une résistance aux antibiotiques n'est pas quelque chose d'étranger aux microbes. Dans la nature, ils utilisent couramment ce procédé pour survivre face à la multitude de microbes qu'ils rencontrent et qui, pour les éliminer, sécrètent des substances… antibiotiques!

Trois phénomènes physiologiques entrent en jeu pour opérer les modifications nécessaires à l'acquisition de résistances:

- Le premier résulte de l'activité des *plasmides,* petits anneaux d'ADN qui apparaissent dans le cytoplasme de la cellule microbienne agressée. Ainsi, en plus du matériel génétique contenu dans le noyau de la cellule, le cytoplasme en possède aussi. Or, contrairement à l'information génétique du noyau, qui est fixe et ne se modifie qu'exceptionnellement, celle des plasmides change souvent. Informé de tous les changements affectant le milieu de vie du microbe, le plasmide rejette certains gènes devenus inutilisables ou en acquiert de nouveau, afin de diriger les processus d'adaptation en conséquence.
- Grâce aux plasmides, les microbes développent rapidement des résistances aux antibiotiques. Or, étant donné que l'information portée par les plasmides est transmise aux cellules-filles lors de la multiplication cellulaire, les résistances

développées par la cellule-mère deviennent celles de ses milliers de descendants.

- Les plasmides ont aussi la curieuse faculté de pouvoir quitter le microbe dans lequel elles se trouvent pour se rendre dans un microbe d'un autre genre. La conséquence en est que la résistance développée par un genre de microbes est transmise à d'autres genres sans que ceux-ci n'aient été en contact avec l'antibiotique !
- Le deuxième moyen fait appel aux *transposons.* Ce sont également des particules libres d'ADN qui flottent dans le cytoplasme. Agissant de la même manière que les plasmides, ils sont encore plus performants et rapides qu'eux. Les processus d'adaptation et d'élaboration de résistance s'en trouvent accélérés.
- Le troisième moyen est passif et résulte de la *sélection naturelle.* Des mutations spontanées s'opèrent de temps à autre dans le patrimoine génétique des microbes en cours de multiplication. Ainsi apparaît un individu dont le patrimoine génétique est différent de ses ascendants. En se multipliant, il transmet ce caractère nouveau à tous ses descendants et engendre une nouvelle souche de microbes. C'est un phénomène naturel qui a lieu dans tous les organismes végétaux et animaux. Mais chez les microbes, ces mutations ont lieu beaucoup plus souvent qu'ailleurs puisque leur vitesse de multiplication est élevée : toutes les 20 minutes pour certains, contre toutes les années pour les végétaux et tous les 20 ans pour l'être humain.

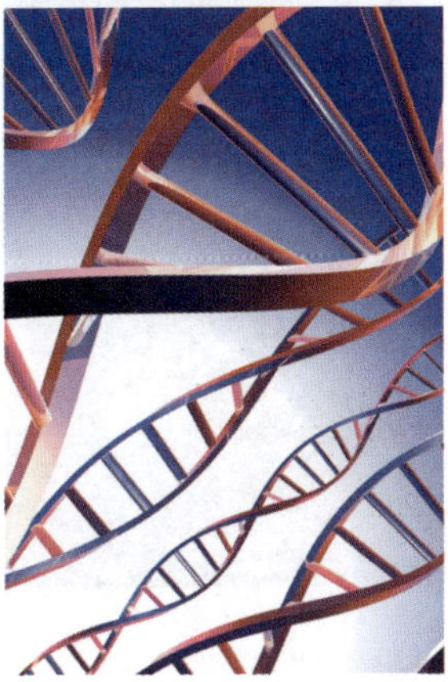

Des mutations s'opèrent parfois dans le patrimoine génétique des microbes.

Sur le nombre de mutations qui ont lieu, il arrive que l'une d'entre elles fasse apparaître une souche de microbes résistante à un antibiotique.

Normalement, ces mutants devraient rapidement disparaître car ils sont minoritaires face à leurs ascendants, avec lesquels ils entrent en concurrence. Or, imaginons que ces microbres soient à l'origine d'une infection et que celle-ci soit traitée avec un antibiotique auquel seuls les microbes mutants soient résistants. Les géniteurs seraient décimés par l'antibiotique, alors que leurs descendants survivraient puisqu'ils sont résistants. En se multipliant, cette nouvelle souche se répandrait dans l'organisme sans que l'antibiotique utilisé ne puisse l'en empêcher. Plus tard, lorsque ces microbes quitteront l'organisme pour en infecter un autre, l'antibiotique sera également incapable de les détruire.

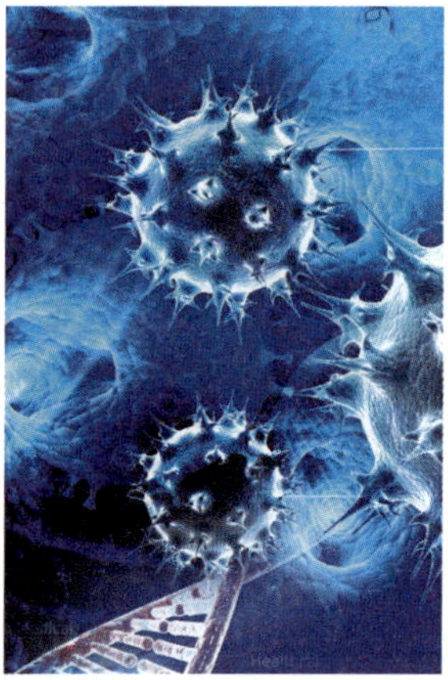

Chaque antibiotique est actif sur des microbes précis.

Le même processus a également lieu avec les microbes saprophytes lors d'un traitement antibiotique. Bien que celui-ci ne leur soit pas destiné, ils en souffrent et sont en partie tués. Or, si un microbe résistant à l'antibiotique apparaît par mutation, il s'installera dans l'organisme à la place de ceux tués et les remplacera désormais. Le jour où, pour une raison ou une autre, il deviendra virulent et déclenchera une infection, celle-ci ne pourra pas être jugulée par l'antibiotique en question.

Lorsque la résistance apparaît par mutation, elle n'est transmise qu'à la descendance; elle reste à l'intérieur de la souche. Lorsque les plasmides et les transposons interviennent, la résistance déborde pour s'étendre à d'autres souches et genres de microbes.

Parmi ceux-ci, il s'en trouve parfois un qui possède déjà une résistance à un antibiotique. Il devient alors polyrésistant.

Causes des résistances

La raison de l'apparition actuelle d'une multitude de résistances de la part des microbes et la difficulté croissante à trouver des antibiotiques efficaces qui en résulte n'est pas à rechercher dans l'utilisation occasionnelle et raisonnable d'un antibiotique, mais dans un emploi abusif et erroné.

Comme tout médicament, les antibiotiques doivent être utilisés correctement pour déployer toute leur efficacité et limiter au maximum leurs effets secondaires négatifs. Ils ne devraient donc être utilisés que contre les microbes sur lesquels ils sont actifs, et seulement à la dose et pendant la durée nécessaires pour les tuer. Ils ne doivent être prescrits qu'en cas d'absolue nécessité, lorsque les autres moyens thérapeutiques, moins dangereux, sont insuffisants. Hélas, ces critères de bon emploi ne sont souvent pas respectés.

Chaque antibiotique est actif sur des microbes précis, mais inactif sur les autres. On doit donc toujours s'assurer que celui sélectionné correspond bien aux microbes que l'on veut atteindre. L'*antibiogramme,* un test effectué en laboratoire, permet de le vérifier : on prélève le microbe responsable de l'infection dans les sécrétions du malade, on le fait se multiplier dans un milieu de culture approprié, puis on le confronte à différents antibiotiques. Le test montre très nettement lesquels sont actifs et, parmi eux, lesquels auront l'action la plus puissante.

Une autre manière de procéder consiste à chercher le microbe responsable de l'infection dans les sécrétions du malade (urine, glaires, selles, selon le cas). L'antibiotique connu pour agir sur lui est alors prescrit.

Ces deux moyens ne sont cependant pas toujours utilisés. Lorsque l'antibiotique prescrit malgré tout n'est pas le bon, l'infection ne sera pas jugulée, ou seulement en partie. Les microbes pathologiques qui survivent auront ainsi la possibilité de développer une résistance.

Une autre solution pour s'assurer d'un résultat, lorsqu'aucun des deux tests ci-dessus n'est effectué, est de prescrire un antibiotique à large spectre d'action. De cette manière, l'infection a certes bien plus de chance d'être enrayée, mais le nombre de microbes agressés — et donc contraints à développer une résistance — sera aussi beaucoup plus élevé. Le risque que l'un ou l'autre d'entre eux y réussisse est donc également plus grand.

Les antibiotiques prescrits pour lutter contre les maladies virales, comme la grippe, constituent une autre cause de développement des résistances. Par leurs caractéristiques, ces produits sont en effet totalement inopérants sur les virus. Les microbes saprophytes sont alors inutilement confrontés à un antibiotique, mais tout de même mis dans la situation de se protéger en cherchant à développer des résistances.

L'usage des antibiotiques à titre préventif est une autre cause de résistance. Le but recherché est de devancer l'arrivée d'une infection et de tuer les microbes dès leur apparition. Cette procédure est appliquée à des personnes atteintes d'une infection virale, par exemple, pour éviter que ne se surajoute, à cause de leur état de faiblesse, une infection bactérienne. Mais dans ce cas, l'antibiotique est choisi sans savoir quel sera le microbe responsable de l'infection. De plus, la surinfection attendue n'a pas toujours lieu. Les microbes sont alors à nouveau inutilement mis en contact avec des antibiotiques.

Le non-respect des dosages est une autre cause de résistance. Parfois, ceux-ci sont arbitrairement diminués par les malades dans le but d'atténuer les effets secondaires néfastes. Le dosage par le malade des antibiotiques est cependant calculé très exactement pour amener la quantité suffisante de poison pour tuer les microbes. En en prenant moins, certains microbes survivront et pourront alors développer des résistances.

Il en va de même lorsqu'un traitement n'est pas poursuivi jusqu'à son terme.

À première vue, qu'un microbe saprophyte de notre flore intestinale, par exemple, devienne résistant a peu d'importance puisque, dans des conditions normales, il n'est pas pathologique. Mais il peut le devenir si le terrain se modifie ou si, pour une raison ou une autre, il se rend dans une autre partie du corps. L'infection qu'il déclenchera sera alors pathologique et — à cause de sa résistance — difficile à traiter.

Mais même si le microbe en question ne devient jamais virulent lui-même, sa résistance peut être transmise par des plasmides ou des transposons à des microbes pathologiques de passage dans l'organisme.

Méfaits des résistances

Le développement des résistances par les microbes est à l'origine de deux problèmes graves :

- une diminution de l'efficacité des antibiotiques et, par conséquent, l'apparition de difficultés de plus en plus grandes à enrayer avec succès les infections graves,
- pour arriver malgré tout à un succès thérapeutique, la consommation d'antibiotiques doit être augmentée : soit par des doses plus fortes et une durée plus longue, soit par la prise simultanée et successive de plusieurs antibiotiques.

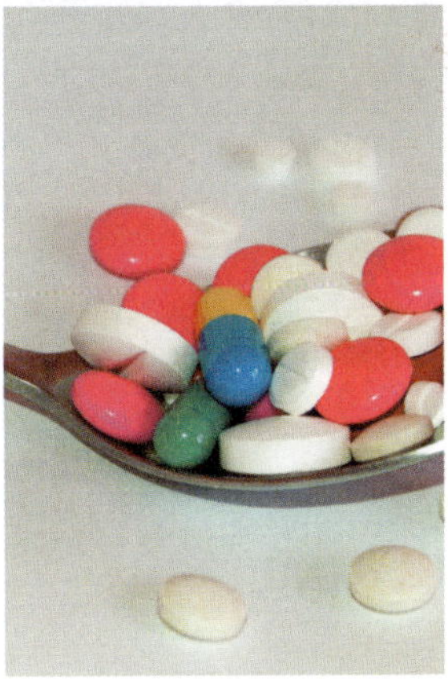

Un problème bien connu : la diminution de l'efficacité des antibiotiques.

Bien que les antibiotiques puissent rendre d'inestimables services dans les infections graves, ils n'en possèdent pas moins de nombreux effets secondaires néfastes. Or, s'il vaut la peine de s'accommoder de ces méfaits dans les cas sévères, ce n'est pas le cas lors d'infections banales.

La perte d'efficacité des antibiotiques se manifeste dans le fait que plus le temps passe, plus leur dosage doit être augmenté pour arriver à un même résultat. Dans son livre *Aromathérapie*[2], le Dr Jean Valnet relate qu'au milieu du XXe siècle, la dose de pénicilline nécessaire à un traitement standard complet se situait entre 100 000 et 200 000 unités. 30 années plus tard, elle était de plusieurs millions d'unités et, qui plus est, en dose quotidienne !

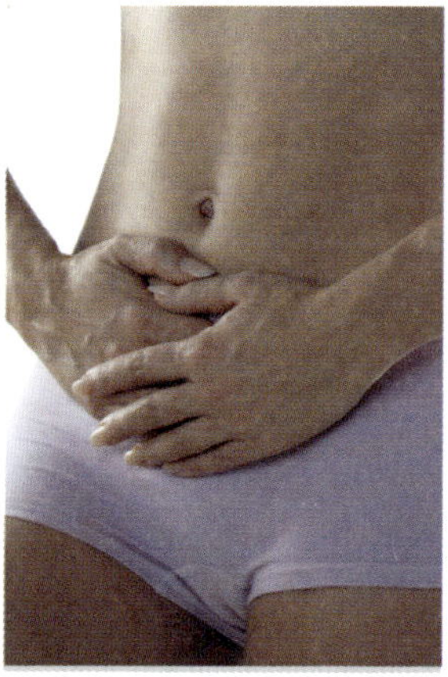

Une infection banale peut vite devenir longue à traiter.

Concrètement, la perte d'efficacité des antibiotiques signifie, par exemple, qu'une femme souffrant de cystite, ou un enfant atteint de rhinopharyngite, ne guérira par complètement ni définitivement à la première antibiothérapie instaurée. En l'absence d'une guérison franche, le traitement sera reconduit, le dosage élevé, à moins qu'un nouveau produit ne remplace le premier. Bien que cela soit difficile à croire, il n'est pas rare que les malades ingurgitent plusieurs antibiotiques différents en une même année, et cela pour des infections banales !

Lors de tels apports, le microbe à l'origine de l'infection n'est pas le seul touché. D'autres espèces, constamment menacées dans leur survie, développent des résistances, à moins qu'elles ne les reçoivent toutes faites par l'intermédiaire de plasmides

2 Cf. bibliographie.

ou de transposons. Le problème est que lorsque plusieurs microbes deviennent résistants à un antibiotique déterminé, celui-ci devient inutilisable. Il devra donc être remplacé par un autre qui, lui aussi, pourra être dépassé peu de temps après à cause de l'abus qui est parfois fait de ce genre de remèdes.

De combien d'antibiotiques dispose-t-on pour effectuer ces remplacements continuels ? De très peu ! Quelques dizaines seulement. Et seuls quelques-uns seront actifs sur le microbe que l'on cherche à détruire. Les possibilités de remplacement sont donc limitées... et vont en diminuant.

Bien sûr, la recherche de nouveaux produits a lieu en permanence. Mais le rythme des découvertes est plus lent que celui du développement des résistances. La sonnette d'alarme est régulièrement tirée par de nombreuses personnalités du monde médical et les organismes internationaux de la santé. On craint qu'un jour, les résistances se seront développées au point que l'on ne pourra plus soigner les malades faute d'antibiotiques efficaces.

Différents événements laissent penser que ce jour n'est plus éloigné. En 1980, à Melbourne (Australie), une épidémie au staphylocoque doré éclata dans plusieurs hôpitaux de la ville. De plus en plus de malades en étaient atteints. Le mal prenait de l'ampleur, le nombre de décès ne cessait d'augmenter. Les antibiotiques utilisés jusque-là pour juguler l'infection ne donnèrent aucun résultat. D'autres furent essayés, mais se révélèrent inactifs les uns après les autres. Une grande frayeur se répandit parmi le personnel soignant : quand l'épidémie serait-elle enrayée ? Mais, surtout, avec quoi le serait-elle ? Finalement, un antibiotique actif fut trouvé : la *vancomycine.* Bien qu'assez toxique pour l'homme et très onéreux, on l'utilisa, car c'était le seul remède efficace.

La vancomycine est restée *l'antibiotique du dernier recours* jusqu'en 2002. C'était l'année où le premier cas de résistance à ce remède fut décelé. Si celle-ci s'étend, comment faudra-t-il y faire face ?

Depuis les années 1960, les recherches se sont déjà orientées vers la production d'antibiotiques modifiés, c'est-à-dire dont on transforme une ou deux caractéristiques afin de surmonter l'obstacle de la résistance. Cela se fait en ajoutant artificiellement des molécules produites en laboratoire, d'où le nom d'*antibiotique semi-synthétique.* Ils sont aussi dits *de la deuxième génération,* par opposition aux premiers antibiotiques dont l'origine était entièrement microbienne.

Les modifications apportées devaient déjouer les résistances des microbes et les tuer. Ils le firent effectivement au départ, mais les facultés d'adaptation des microbes se déployèrent contre ces produits modifiés. Des résistances nouvelles apparurent qui firent, à leur tour, perdre à ces antibiotiques leur efficacité.

Pour pallier à ces déficiences, une troisième génération d'antibiotiques, entièrement synthétique, fut créée vers 1980, uniquement à base de molécules construites en laboratoire. Étant absolument neufs et totalement inconnus des microbes, ils devaient déjouer leur riposte. On a cependant constaté que les facultés adaptives des microbes s'appliquent également à ce genre de molécules et que des résistances se créent aussi contre eux.

Pour faire face aux résistances, une nouvelle stratégie a été élaborée : au lieu d'utiliser un antibiotique à la fois, comme dans le passé, on en donne 2 ou 3 en même temps.

En dehors des problèmes liés au développement des résistances, les antibiotiques — qui se trouvent parmi les remèdes les plus prescrits de nos jours — possèdent de nombreux effets secondaires qui sont autant de contre-indications à leur utilisation trop répandue.

Les méfaits des antibiotiques

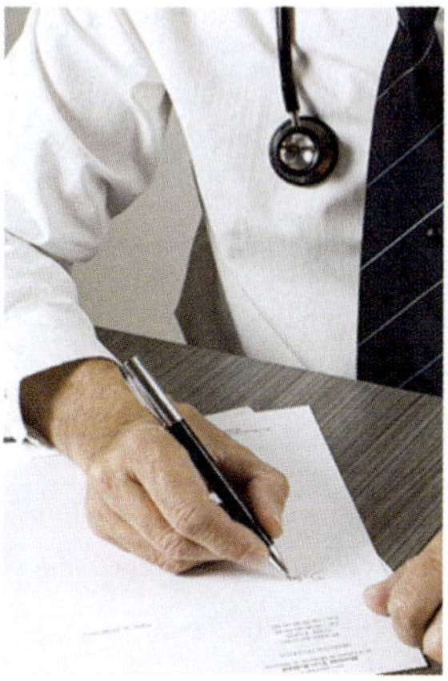

Les antibiotiques : des prescriptions trop répandues.

Le fait que des milliers d'antibiotiques découverts jusqu'à aujourd'hui, seule une minorité — 80 environ — est utilisée en thérapie parle de la toxicité de tels remèdes. Cela ne signifie cependant pas qu'il ne faille jamais en utiliser.

Dans certains cas, les antibiotiques sont d'une nécessité absolue, malgré leurs effets secondaires nocifs, et l'on ne peut qu'être reconnaissant qu'ils existent. Mais ces cas sont rares et bien moins nombreux que ceux pour lesquels ces produits sont prescrits de nos jours et qui pourraient être traités par des moyens plus simples et non nocifs.

L'effet secondaire le plus connu des antibiotiques est la destruction d'une partie des microbes saprophytes de la flore intestinale. En tuant ceux qui sont sensibles à son action (qui n'ont rien à voir avec l'infection), au détriment d'autres microbes moins sensibles, ils modifient les rapports de force entre les différents groupes. Des microbes de la flore intestinale qui ne devraient être présents qu'en petit nombre voient leur population augmenter fortement, alors que d'autres, avec lesquels ils étaient en concurrence, sont décimés.

Le plus souvent, ce sont les bactéries intestinales de putréfaction et de fermentation qui augmentent, au détriment de celles qui sont bénéfiques. Il en résulte des processus de putréfaction et de fermentation anormaux qui causent des ballonnements, des indigestions, des diarrhées, des coliques et des douleurs abdominales variées, dont il est parfois difficile et long à se débarrasser.

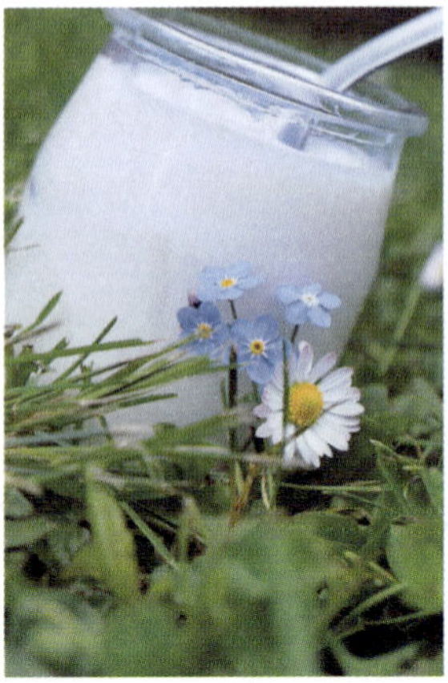

Le yogourt favorise la régénération de la flore intestinale mise à mal par les antibiotiques.

Ce fait est bien connu et a conduit à associer aux antibiotiques la prise de yogourt, de ferment lactique ou de levure de bière pour favoriser la régénération de la flore intestinale. Ce qui est moins connu, par contre, est que le reste de la flore microbienne du corps — celle des poumons, du nez, de la gorge, de la peau, des organes génitaux et des voies urinaires — est déséquilibré de la même façon par le traitement. Les troubles qui en résultent sont plus difficiles à mettre en relation avec leur cause, mais la multiplication des infections au *candida albicans* — que ce soit dans un organe ou un autre ou dans l'organisme entier — montre qu'ils peuvent être sévères et très gênants.

Parmi les effets secondaires de l'antibiothérapie, un ou plusieurs des troubles suivants peuvent se manifester selon les produits choisis: maux de tête, vomissements, troubles de l'équilibre, anémies, atteintes rénales.

Des réactions allergiques sont également courantes: mal-être, gênes respiratoires, bronchospasmes, éruptions cutanées, démangeaisons, œdèmes, états de choc, fièvres, léthargies...

L'effet secondaire le plus grave est cependant l'action négative qu'ils exercent sur le système immunitaire. En effet, en fonction de leur mode d'action, les antibiotiques inhibent un acteur ou un autre des défenses organiques. En dehors des perturbations de la flore cutanée et intestinale qui font partie de la première ligne de défense, les lignes suivantes sont également atteintes:

- affaiblis, les macrophages sont moins actifs et moins performants pour phagocyter les microbes,

- divers globules blancs ne sont plus produits, ou seulement en nombre restreint; ils ont, par conséquent, de la peine à repérer et à marquer les microbes; leur capacité à les détruire diminue également,
- l'échange d'informations entre partenaires est trop lent,
- la production d'anticorps chute,
- il y a moins d'anticorps comme gardiens face à des attaques ultérieures pour tuer les microbes ou pour rester dans le sang et les humeurs.

L'état d'immunité est faible ou inexistant et, par là, la réceptivité aux infections futures s'élève.

La prise d'antibiotiques diminue donc les capacités de défense de l'organisme. Au lieu d'ajouter leurs effets à ceux du système immunitaire, ils ne font que de s'y substituer. Les multiples parades que celui-ci peut opposer aux microbes sont alors remplacées par les propriétés, somme toute assez unilatérales et incomplètes, des antibiotiques. Une extrême prudence est de mise lors du choix d'une telle thérapie !

Réversibilité

Le développement de résistances qui entraîne une consommation accrue d'antibiotiques, avec tous les effets secondaires négatifs qui en résultent sur la santé, n'est heureusement pas un problème insoluble.

Si la pression de sélection exercée sur les microbes par les antibiotiques les pousse à développer des résistances, la suppression totale et prolongée de ces remèdes les leur fait perdre. Ne devant plus se défendre contre des antibiotiques, les microbes n'ont plus besoin des défenses qu'ils ont créées dans ce but. Celles-ci s'atrophient et disparaissent alors, ramenant les microbes à leur sensibilité initiale. L'acquisition de résistance n'est donc pas définitive !

De tels phénomènes de réversibilité ont déjà été observés. Dans un hôpital d'Afrique du Sud, les médecins avaient constaté que la bactérie *klebsiella penumonia,* responsable d'infections pulmonaires, était devenue résistante à l'antibiotique utilisé jusque-là avec succès contre elle. Devenu inutilisable, le produit en question fut abandonné complètement et le recours à d'autres antibiotiques réduit. Au bout de cinq années, les bactéries étaient redevenues sensibles à l'antibiotique supprimé autrefois; elles avaient perdu la faculté de se défendre, faute d'avoir dû entretenir cette capacité.

En Islande, des constatations similaires ont été faites. Désireux de s'opposer à l'inquiétante croissance du nombre et des variétés de résistances, les autorités imposèrent une réduction draconienne des antibiotiques, excepté pour les infections graves. Les infections moins virulentes furent soignées avec d'autres moyens ou, tout simplement, laissées à l'action défensive du système immunitaire. Il en résultait que le nombre de souches de microbes résistants chuta et celui des microbes redevenus sensibles augmenta.

Si la possession de plasmides et de transposons a pour avantage de conférer une résistance aux microbes, elle a pour inconvénient de les affaiblir. Une partie de leur force est utilisée pour fabriquer et faire fonctionner ces moyens supplémentaires de défense. Par conséquent, cette énergie est soustraite à d'autres fonctions, telles que la respiration et la multiplication. Étant affaiblis, les microbes sont moins virulents. Leur dangerosité ne provient donc pas d'un accroissement de leurs forces, mais de la diminution de celles de notre organisme (terrain et système immunitaire) ou de la perte d'efficacité de certains antibiotiques.

Pour freiner le développement de nouvelles résistances et pour réduire ou faire disparaître celles déjà existantes, une longue période d'abolition des antibiotiques devrait prendre place. Est-ce possible ? Qu'adviendra-t-il alors des malades atteints d'infections ? Les laissera-t-on sans soins ?

Ce serait le cas s'il n'y avait pas d'alternatives à l'emploi des antibiotiques. Or, il en existe. Comme nous l'avons déjà vu, les infections sont dues à la présence d'un microbe pathologique et à la réceptivité du terrain. Ne prescrire que des antibiotiques, c'est n'agir que sur une seule cause de l'infection. La deuxième cause, modifier le terrain pour le rendre plus fort, n'est pas prise en considération et rien n'est fait dans ce sens. Or, la correction du terrain, à elle seule, est capable de venir à bout de nombreuses infections banales, d'autant plus que les défenses organiques en sont renforcées ! (Cf. chapitre 7.)

De plus, la nature nous offre toute une gamme d'antibiotiques qui ne présentent pas les inconvénients des antibiotiques classiques. Ils sont d'une grande efficacité, n'ont pas d'effets secondaires et ne poussent pas les microbes à développer des résistances.

La correction du terrain, à elle seule, est capable de venir à bout de nombreuses infections banales, d'autant plus que les défenses organiques en sont renforcées !

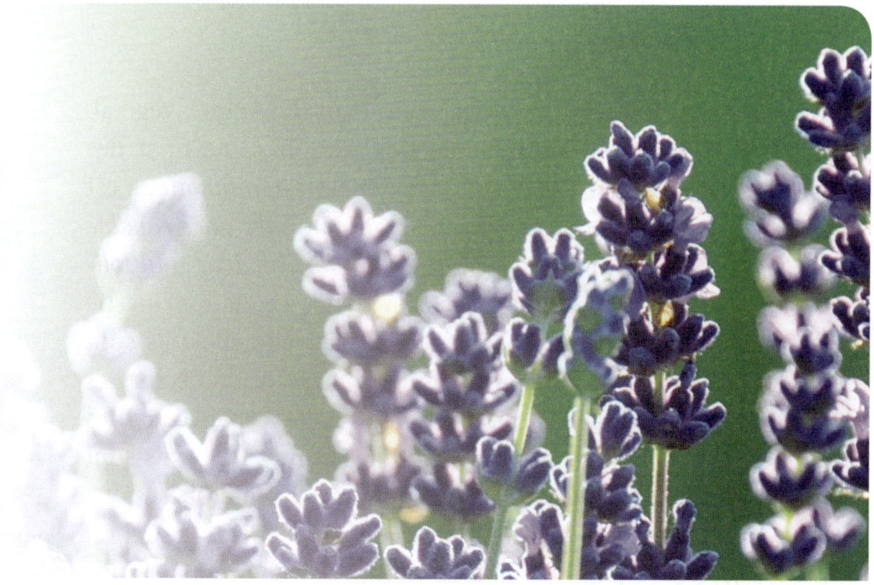

Chapitre 6 : Les antibiotiques naturels

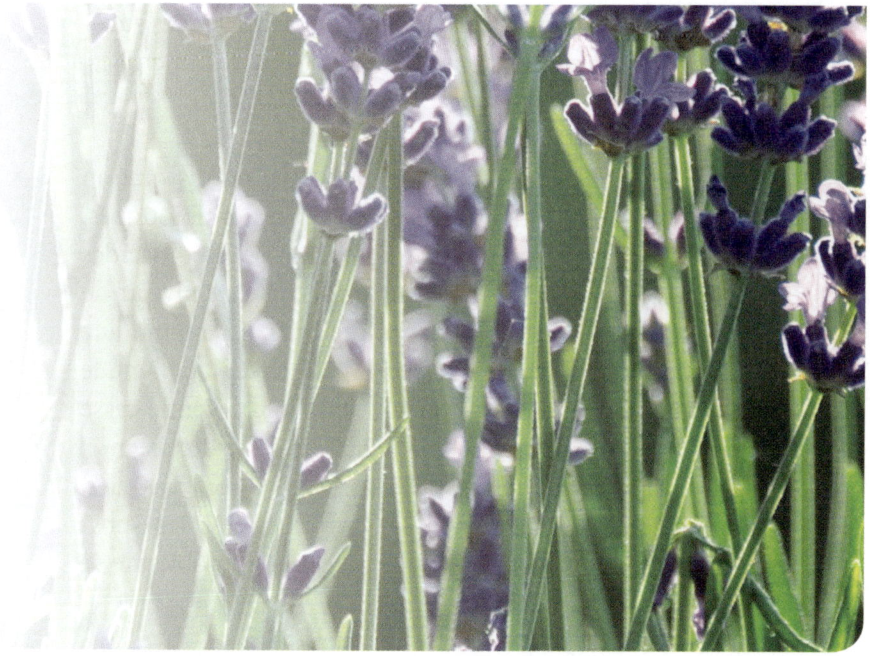

Tous les antibiotiques naturels sont issus du règne végétal. Ils ne sont donc pas produits par des microbes, mais par des plantes médicinales. Par conséquent, le terme *antibiotique* est avant tout employé dans son sens large de « *substance capable de tuer les microbes pathologiques ou d'entraver leur multiplication* ». L'adjectif *naturel* met en évidence qu'ils font partie des moyens dont dispose la médecine naturelle et qu'ils sont utilisés au niveau de cette approche. Car, à bien y réfléchir, les antibiotiques classiques sont aussi naturels (exceptés ceux des deuxième et troisième générations) dans la mesure où ils sont produits par des acteurs du monde naturel : les microbes !

Les antibiotiques naturels sont des substances que l'on trouve dans des plantes les plus communes de chez nous et dans les espèces exotiques et rares. Plusieurs centaines de plantes possèdent des vertus antibiotiques, ce qui fait que la réserve de ces remèdes est grande. Depuis des millénaires, les hommes les utilisent afin de bénéficier de leurs propriétés curatives.

Le mode d'action des antibiotiques naturels est double : *une action directe sur le microbe et une action indirecte par l'intermédiaire du terrain.*

L'*action directe* est due à la toxicité et à la causticité des substances antibiotiques qui entrent en contact avec les microbes. Leurs effets sont divers :

- Un effet *bactériologique,* c'est-à-dire la lyse ou dissolution du microbe sous l'influence des substances antibiotiques. La lyse est un phénomène de dégradation réalisée par des enzymes qui est similaire à celui qui a lieu au niveau de nos aliments au contact des sucs digestifs. La membrane externe du microbe se dissout, les organites se liquéfient, le cytoplasme se décompose… et la cellule microbienne cesse d'être dangereuse en même temps qu'elle cesse d'exister.
- Un effet *bactériostatique :* ici, les microbes ne sont pas tués, mais empêchés de se reproduire. Agressée par les substances toxiques de l'antibiotique, la cellule microbienne se

défend en épaississant sa membrane externe. Les échanges entre la cellule et son environnement sont donc fortement compromis. Les synthèses nécessaires à la multiplication cellulaire sont interrompues. Bloquée, rendue statique, la cellule ne peut plus se diviser pour se reproduire, ce qui a pour conséquence que le nombre de microbes n'augmente plus et que le processus infectieux est enrayé.

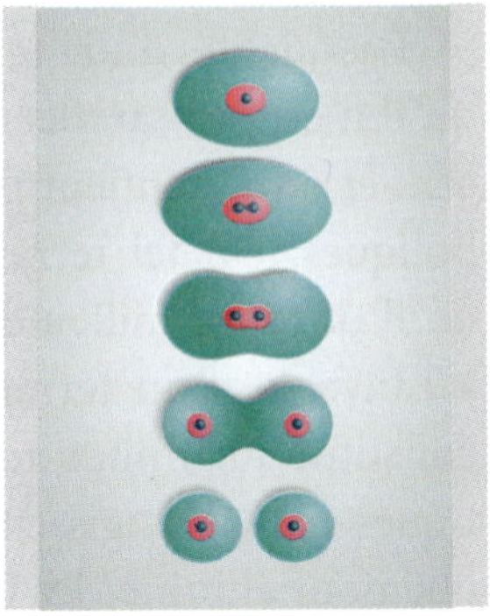

L'un des modes d'action des antibiotiques naturels est l'interruption de la multiplication cellulaire.

- Une action *bactéricide* qui consiste à tuer les microbes en détruisant l'un ou l'autre de ses organes vitaux, ce qui entraîne la mort de toute la cellule microbienne. L'organe-cible peut être la membrane extérieure qui, en se rompant, provoque l'écoulement du cytoplasme et des organites. Il peut aussi s'agir du ribosome, ce qui empêche la synthèse de nouvelles protéines et carence la cellule, ou de l'organite responsable de la respiration, ce qui conduit à l'asphyxie du microbe. Les atteintes du code génétique, autre cible possible, rendent impossible la multiplication et ainsi la survie du microbe à travers sa descendance.

L'*action indirecte* des antibiotiques naturels (que ne possèdent pas les antibiotiques classiques) est tout aussi dangereuse pour les microbes. Bien que n'étant pas atteint directement, les microbes n'en subissent pas moins de sérieux dommages car, en modifiant les caractéristiques du terrain, les antibiotiques naturels le rendent impropre à leur survie. Le processus est similaire à celui qui aurait lieu si l'on plaçait un être humain dans un environnement trop pauvre en oxygène. Il y dépérirait et en mourrait sans avoir été agressé, uniquement parce que son milieu de vie ne lui conviendrait plus.

La qualité d'un terrain organique est d'autant meilleure qu'il n'est pas carencé en minéraux, oligo-éléments, vitamines, etc., et qu'il contient peu de toxines, poisons et déchets métaboliques. Un tel terrain est dit résistant aux microbes parce qu'il offre un milieu de vie tout à fait impropre à leur survie, à l'inverse d'un terrain carencé et surchargé de déchets qui constitue un milieu idéal de développement. Or, les antibiotiques naturels agissent aussi bien pour combler les carences que pour éliminer les toxines.

Les carences se comblent avant tout au niveau des minéraux et des oligo-éléments, ce qui modifie positivement la composition du terrain. De plus, les antibiotiques naturels étant spécialement riches en oligo-éléments, l'activité catalytique est fortement relancée. Autrement dit, la multitude des réactions biochimiques qui ont lieu dans l'organisme grâce aux enzymes se font avec plus d'efficacité. Il en résulte que les cellules attaquées par les microbes sont renforcées dans leur action de défense et de résistance.

L'action désinfectante des antibiotiques naturels sur un organe-cible se double généralement d'une action dépurative et détoxiquante. Les toxines qui y stagnent, qui congestionnent l'organe et l'entravent dans ses activités, sont éliminées et évacuées. Les tissus de l'organe infecté redeviennent propres. En les nettoyant, on ôte aux microbes les déchets et résidus métaboliques dont ils se nourrissent. Leurs capacités à survivre et à se multiplier sont ainsi mises à mal, alors que la vitalité des cellules corporelles augmente.

Une manière plus moderne de définir la qualité d'un terrain est de mesurer trois facteurs mis en évidence par la bio-électronique de Louis-Claude Vincent : *la capacité d'oxydoréduction du terrain* (faculté de fixer ou d'éliminer l'oxygène), *sa résistivité* (capacité de conduire des courants électriques) et *le pH* (degré d'acidité ou d'alcalinité). Sans entrer dans les détails, ces facteurs sont, chimiquement parlant, dépendants de la capacité des atomes et molécules entrant dans la composition du terrain à échanger des électrons. Or, de très petites modifications dans ces échanges transforment les caractéristiques du terrain dans des proportions telles qu'il peut rapidement devenir réfractaire aux microbes alors que, peu de temps avant, il était réceptif. Par exemple, une modification d'un dixième du pH du terrain peut faire passer d'un milieu favorable aux microbes à un milieu néfaste. De telles variations se réalisent cependant aisément grâce aux antibiotiques naturels, spécialement grâce aux huiles essentielles qui possèdent une grande faculté à donner ou à capter des électrons. Ici encore, l'expansion microbienne — donc l'infection — est entravée par de simples modifications de l'environnement.

L'action indirecte des antibiotiques naturels sur les microbes se manifeste aussi par des modifications, non plus au niveau du terrain, mais au niveau de certaines fonctions physiologiques. Certains antibiotiques naturels, par exemple, stimulent les glandes à mucines des voies respiratoires et digestives, mucines qui contiennent des enzymes détruisant les microbes par lyse. Ces antibiotiques n'agissent donc pas directement sur le microbe, mais stimulent un autre agent défensif à entrer en action. Le même effet a lieu sur le système immunitaire, qui est poussé à produire davantage de phagocytes, de lymphocytes, d'anticorps, etc.

Actions directe et indirecte s'additionnent ainsi lors de l'emploi d'antibiotiques naturels, alors que seul l'action directe a lieu avec les antibiotiques classiques.

Si les deux sortes de produits ont des points communs — une action plus ou moins puissante selon les microbes, un spectre d'action étroit ou large et la capacité d'attaquer les protozoaires, les bactéries et les champignons — la comparaison s'arrête là. Les antibiotiques naturels possèdent en effet d'autres caractéristiques qui les distinguent fondamentalement des antibiotiques classiques.

La plupart d'entre eux sont, par exemple, des antiviraux, ce qui n'est jamais le cas des antibiotiques classiques. Leurs propriétés antivirales sont d'ailleurs souvent très puissantes. Les malades peuvent ainsi bénéficier d'un traitement efficace et non toxique contre de nombreuses maladies (grippe, zona...) qui échappent aux antibiotiques classiques. Cela est d'autant plus appréciable qu'en dehors des antibiotiques naturels, le nombre d'antiviraux existants est restreint.

L'autre avantage déjà mentionné est qu'ils ne poussent pas les microbes à développer des résistances. Quelles sont donc les raison de cela ?

- L'une d'elles est que, chimiquement parlant, les antibiotiques classiques sont constitués d'une seule molécule. Il est dès lors aisé pour le microbe de fabriquer une enzyme capable de la neutraliser. Les antibiotiques naturels, par contre, sont composés de nombreuses molécules différentes. L'huile essentielle de sarriette des montagnes, par exemple, doit son action à 1 cétone, 4 sortes de phénols, 7 sortes de monoterpénols, pour ne mentionner que quelques molécules. Un microbe qui chercherait à développer une résistance face à cet antibiotique naturel devrait ainsi produire soit une enzyme capable de neutraliser toutes ces molécules à la fois — ce qui n'est pas possible — soit une douzaine d'enzymes différents, ce qui est également impossible. Le microbe est ainsi tué sans pouvoir développer de résistances.
- Une autre raison est l'action indirecte des antibiotiques naturels : ils tuent les microbes en agissant sur le terrain. Or,

un terrain n'est pas quelque chose contre laquelle peut se développer une résistance.

- Une autre différence est que les effets secondaires si courants à l'antibiothérapie classique — diarrhées, ballonnements et problèmes digestifs — n'apparaissent pas avec les antibiotiques naturels, qui ne déséquilibrent pas la flore intestinale. Au contraire, ils l'assainissent en tuant les microbes néfastes. S'ils déclenchaient de tels symptômes, cela ne serait dû qu'à l'effet laxatif de certaines plantes.

Les antibiotiques naturels que nous avons choisi de présenter ont été divisés en trois groupes. Dans tous les cas, il s'agit de plantes, mais dans le premier groupe, elles ont été préparées sous forme de teintures-mères (TM), dans le deuxième sous forme d'huiles essentielles (HE). Quant au troisième groupe, il présente diverses autres préparations.

Les teintures-mères (TM)

Ce sont des préparations liquides résultant de l'action dissolvante de l'alcool sur des plantes médicinales. L'alcool dans lequel celles-ci sont mises à macérer se charge de leurs principes actifs. Après les 21 jours nécessaires à cette opération, le liquide est filtré de ses impuretés. La teinture est alors additionnée d'alcool, de façon à ce qu'elle contienne très exactement 1/10 d'extrait sec de la plante pour 9/10 d'alcool. De nombreux tests (chromothérapie, analyse capillaire, spectrométrie, etc.) sont ensuite effectués pour s'assurer que la teneur

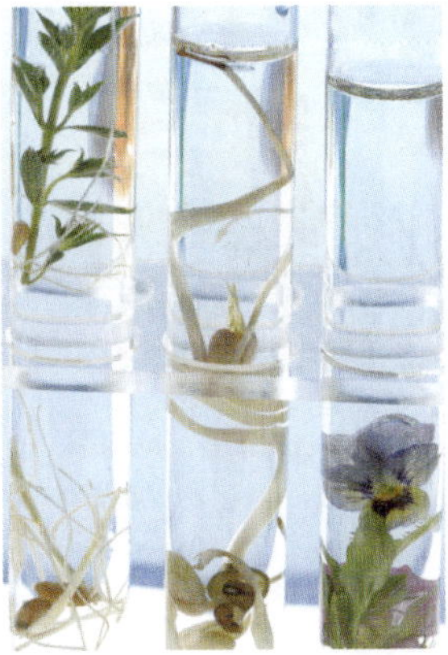

Pour préparer les teintures-mères, l'alcool se charge des principes actifs des plantes médicinales.

en principes actifs correspond bien à des normes préétablies et toujours identiques à elles-mêmes.

La valeur thérapeutique de remèdes préparés ainsi est donc constante. Elle ne varie pas dans le temps selon la provenance des plantes, le plus ou moins grand ensoleillement dont elles ont bénéficié et d'autres facteurs qui rendent parfois leur dosage problématique.

De plus, le conditionnement en gouttes est d'un emploi simple et rapide, ce qui n'est pas négligeable de nos jours où la confection d'une infusion ou décoction de plante est souvent ressentie comme monopolisant trop de temps.

Les huiles essentielles (HE)

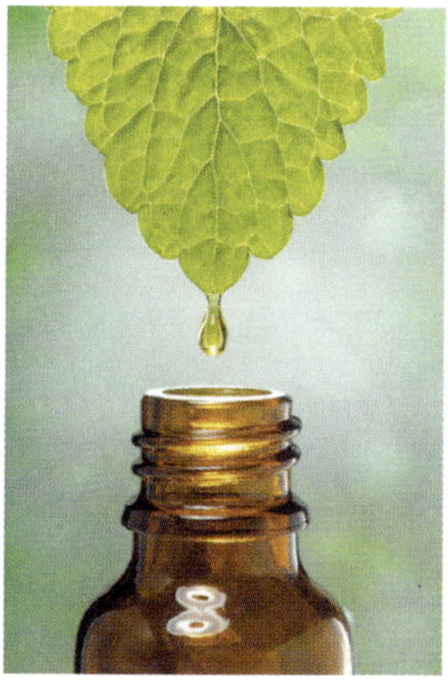

L'huile essentielle est obtenue par distillation ou expression des végétaux.

Ce sont également des préparations liquides, constituées des substances huileuses et aromatiques que l'on retire des végétaux par distillation ou expression. Ces huiles sont contenues dans les petites gouttelettes de substances odorantes qu'on libère en froissant les feuilles de menthe ou de thym, par exemple.

D'après les biologistes, les huiles essentielles contiennent plus de composés que tous les chimistes du monde ne pourraient jamais synthétiser en 1 000 ans d'efforts. Parmi ceux-ci, on trouve des terpènes, des phénols, des aldéhydes et des alcools aux propriétés antibiotiques. Les huiles essentielles se prennent par voie orale, en onction sur la peau ou en fumigations.

Leur pouvoir de diffusion dans les tissus est énorme. Quelques minutes après une onction de la peau, elles ont pénétré dans le sang. Puis, environ 20 mn à 2 h plus tard, des molécules aromatiques commencent à être expirées par les poumons. Les huiles essentielles traversent donc facilement les tissus pour gagner le lieu de l'infection. Étant des remèdes très concentrés — il faut des kilos de plantes pour obtenir quelques gouttes d'huile essentielle — il est très important de respecter scrupuleusement les posologies indiquées et la manière de les utiliser.

Seul un nombre restreint d'antibiotiques naturels est présenté ici; le but n'étant pas d'être exhaustif, mais d'introduire le lecteur dans le monde des antibiotiques naturels et de l'aider à se familiariser avec leur usage.

Pour chacun d'entre eux, nous expliquerons ce qu'il est, quel est son aspect et son habitat, quels sont les genres de microbes (protozoaires, bactéries…) sur lesquels il agit le mieux et la manière de l'utiliser en général (des exemples précis sont donnés dans le chapitre 7).

Un bon moyen pour apprendre à les connaître est d'en acheter quelques-uns — ceux dont vous aurez le plus probablement besoin selon votre état de santé — et de commencer à les utiliser. Avec la pratique, une connaissance plus approfondie se développera, connaissance qui pourra ensuite être étendue à d'autres antibiotiques naturels découverts dans les livres spécialisés (cf. bibliographie).

Voici donc les 18 antibiotiques naturels sélectionnés que nous allons vous présenter:

Les teintures-mères

La bardane
(Arctium lappa)

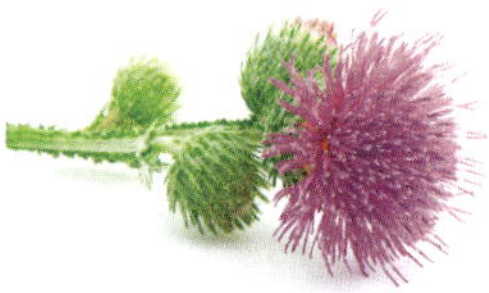

La bardane est une plante vigoureuse qui atteint 1,5 à 2 m de haut et qui étend ses branches dans tout l'espace qui l'environne. Ses fleurs, de couleur pourpre, se transforment à maturité en une boule épineuse qui s'accroche aux poils des animaux et aux vêtements. Elle pousse de préférence dans les terres lourdes des remblais, des bords de chemin et dans les clairières. Les racines, très longues, sont médicinales.

Connue et utilisée depuis l'Antiquité, la bardane possède une substance antibiotique, l'*arctioside,* qui a une action comparable à la pénicilline. Elle est spécialement active contre les bactéries *Gram +:* les *staphylocoques dorés,* les *streptocoques,* les *pneumocoques,* etc. Sa sphère d'action est avant tout la peau, c'est-à-dire les infections cutanées comme l'acné, les furoncles, l'anthrax, les abcès (gorge, dentaires…), les plaies, la rougeole. La bardane est également un antifongique, comme en témoigne son nom populaire : *l'herbe aux teigneux.* Les teignes sont des champignons microscopiques responsables de diverses affections du cuir chevelu.

La dessiccation rendant la racine à peu près inactive, la bardane s'emploie avant tout en TM, préparée avec des racines fraîches.

Posologie

- *Voie interne :* de 30 à 80 gouttes de TM, 3 fois par jour avec de l'eau, avant les repas.
- *Voie externe* (plus courante) : 100 gouttes ou plus de TM pure, en compresse.

La busserole
(Arctostaphylos uva-ursi)

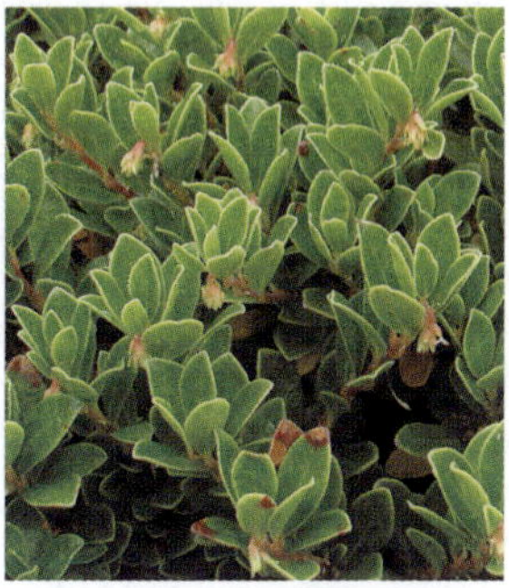

Petit arbrisseau à tiges rampantes formant des massifs denses ou de vastes coussins, la busserole croît dans les sols secs, pierreux et ombragés, en plaine et en montagne. Cette plante est surtout connue sous le nom de *raisin d'ours,* désignation qui proviendrait du fait que les ours seraient très friands de ses fruits rouges.

Les plus anciennes mentions des vertus médicinales de la busserole remontent au XIIe siècle. Ses feuilles possèdent des propriétés thérapeutiques grâce à la présence de deux substances antibiotiques : l'*arbutoside* et l'*arbatine.* Le plus souvent, la busserole est utilisée pour soigner les infections du système urinaire, sa sphère d'action privilégiée. C'est d'ailleurs un classique dans ce genre d'affections car, lors de cystite, de pyélonéphrite, d'urétrite blennorragique, de lithiase urinaire infectée, etc., ses propriétés antibiotiques, jointes à ses vertus diurétiques et sédatives des voies urinaires, rendent de précieux services. La busserole est également recommandée lors d'infections intestinales : colibacillose, dysenterie, entérocolites…

Posologie

- En TM : de 30 à 50 gouttes, 3 fois par jour, avec un peu d'eau, avant les repas.
- En tisane : amener à ébullition 1 poignée de feuilles (40 g environ) dans 1 litre d'eau, puis laisser infuser 15 mn, filtrer et boire au cours de la journée.

L'épine-vinette
(Berberis vulgaris)

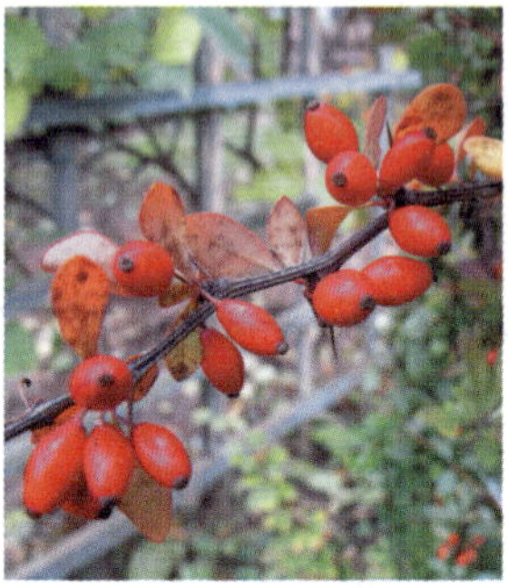

L'épine-vinette est un petit arbuste épineux de 2 à 3 m de haut, poussant dans les terrains calcaires. Ses fleurs jaunes pendent en grappes et donnent des petits fruits rouges oblongs. Dans le passé, l'épine-vinette était beaucoup plus courante, on l'utilisait même comme arbuste décoratif dans les jardins.

La racine et l'écorce contiennent jusqu'à 6 % d'un alcaloïde antibiotique très puissant: la *berbérine*. Cette substance a une couleur jaune prononcée et servait autrefois à teindre la laine. Traditionnellement, elle est utilisée pour ses vertus antidiarrhéiques, comme tonique veineux et hépatique. D'usage courant au Moyen-Âge, elle est un peu tombée dans l'oubli, jusqu'à ce que des recherches modernes mettent en évidence ses propriétés antibiotiques. La berbérine agit en effet efficacement contre les bactéries, les virus, les champignons et les parasites. Elle est donc un antibiotique à large spectre, d'autant plus qu'elle stimule la production et l'activité des macrophages.

Ses propriétés antibiotiques et immunostimulantes se sont révélées très utiles lors d'infections par le *candida albicans,* surtout au niveau du tube digestif, qui est la sphère d'action privilégiée de l'épine-vinette. Des maladies comme la salmonellose, l'amibiase, le choléra, les entérites et diarrhées infectieuses... sont donc aussi de son ressort.

Posologie

À cause de son goût, l'épine-vinette ne se prend pas en tisane, mais en TM: de 20 à 50 gouttes, avec un peu d'eau, 3 fois par jour.

La piloselle
(Hieracium pilosella)

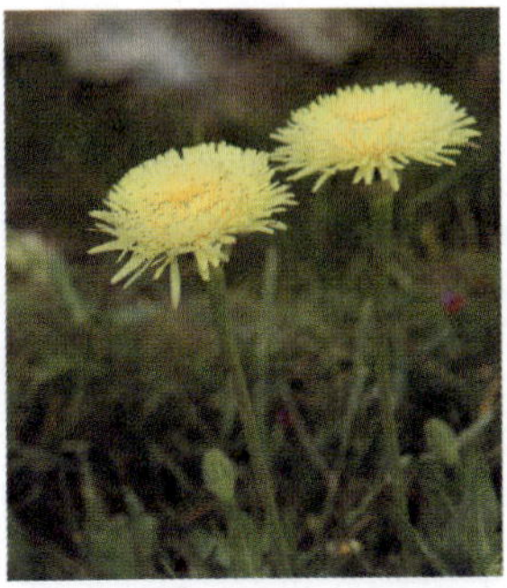

La piloselle est une plante médicinale aux fleurs jaunes, ressemblant à la dent-de-lion, mais en plus petit et plus fin. Ses feuilles sont recouvertes d'un fin duvet de poils. La piloselle pousse sur les talus, dans les prairies en plaine et en montagne.

Aucun texte ancien ne la mentionne. Il faut attendre le XIIe siècle pour que Hildegarde de Bingen[3] en parle. La plante possède une substance antibiotique coumarinique, l'*ombelliférone,* qui n'est active que si la plante n'a pas séché. En thérapie, c'est donc avant tout sous forme de TM préparée avec la plante fraîche qu'elle est employée. Ses vertus antibiotiques, de découverte récente, ont été très étudiées. C'est l'un des antibiotiques végétaux le plus couramment utilisés dans les infections urinaires, sa sphère d'action de prédilection.

Très efficace contre les bactéries, dont le *colibacille,* elle est recommandée pour lutter contre les cystites, les néphrites et les colibacilloses. À ses vertus désinfectantes des voies urinaires s'ajoute une puissante action diurétique. La piloselle est également active contre les agents microbiens responsables de la brucellose (fièvre de Malte).

Posologie

De 30 à 50 gouttes de TM, avec un peu d'eau, 3 à 5 fois par jour, avant les repas.

3 NdE : pour de plus amples renseignements, lire à ce propos *Sainte Hildegarde,* de Daniel Maurin (éd. Jouvence, 2001).

La rudbeckie rouge
(Echinacea purpurea)

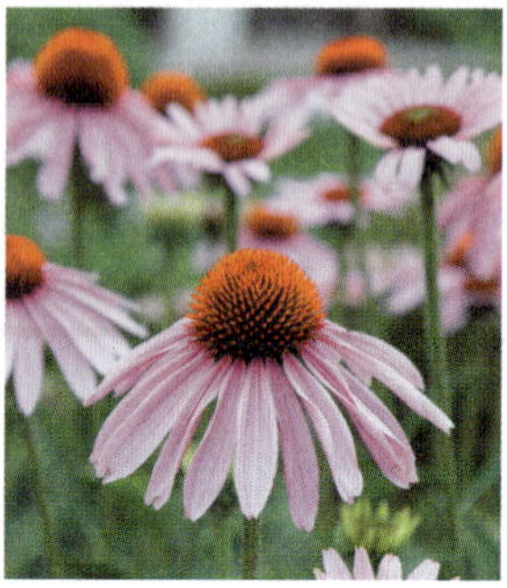

Plante médicinale plus connue du grand public par son nom latin, *Echinacea,* la rudbeckie rouge est une plante qui pousse à l'état sauvage dans les grandes prairies de l'Amérique du Nord, mais qui est de plus en plus cultivée dans les jardins d'Europe. Au bout d'une tige de 60 cm de haut environ, l'Echinacea fait épanouir ses belles fleurs qui ressemblent un peu à de grandes marguerites aux pétales mauve-rouge. Il existe de nombreuses variétés d'Echinacea, mais celles qui sont utilisées pour leurs vertus médicinales sont au nombre de deux: *Echinacea purpurea* et *Echinacea angustiflora.*

Des fouilles archéologiques ont révélé que les Indiens des plaines d'Amérique du Nord utilisaient l'Echinacea au moins depuis le début du XVIIe siècle, mais il y a de bonnes raisons de penser que son emploi est beaucoup plus ancien. Traditionnellement, elle était utilisée pour soigner des infections de toutes sortes: gorge, dents, blessures, morsures de serpent, ainsi que lors de rougeole, d'oreillon et de varicelle. Pour bénéficier de ses vertus curatives, les Indiens suçaient les racines de cette plante ou en confectionnaient des cataplasmes. L'usage de l'Echinacea — qui est courant en Amérique du Nord — se répand de plus en plus dans le reste du monde grâce aux nombreuses études qui ont révélé ses bienfaits.

L'efficacité de l'Echinacea est due à la combinaison de ses propriétés antibiotiques et immunostimulantes. Ses substances antibiotiques détruisent les enzymes que sécrètent les bactéries pour affaiblir les membranes cellulaires des cellules-hôtes. Les bactéries, qui restent donc en dehors des cellules pour y exercer leur action nocive, sont alors détruites par les macrophages dont la production et l'activité sont justement fortement augmentées par les vertus immunostimulantes de l'Echinacea.

Comme on l'a vu, l'activité des macrophages — qui consiste à avaler, puis à détruire les agresseurs — est un système de défense non spécifique. Il a lieu aussi bien sur les bactéries que sur les virus, les champignons et les parasites. L'Echinacea a donc un spectre d'action extrêmement large qui le rend utile dans toutes les infections, quelles que soient leurs localisations. Son innocuité étant totale, elle est recommandée à tous, y compris aux enfants et aux personnes âgées.

La TM de l'extrait alcoolique d'Echinacea est un moyen simple et efficace d'utiliser cette plante médicinale. Des petites doses, avalées plusieurs fois par jour (5 à 6 fois, par exemple), se sont révélées plus efficaces qu'une dose élevée prise en une fois. Dans les cures de longue durée (infection chronique, prévention de la grippe…), son action immunostimulante est meilleure si elle est utilisée en cures entrecoupées de pauses: par exemple 2 semaines avec Echinacea, puis 1 semaine sans.

Posologie

- *Voie interne:* 20 à 30 gouttes de TM, dans un peu d'eau, 3 à 5 fois par jour. Dans les troubles aigus, 20 gouttes toutes les 2 h pendant les 2 premiers jours, puis on espace les prises.
- *Voie externe:* pour les gargarismes lors d'infections de la gorge, des dents, de la bouche (aphtes), 30 à 50 gouttes, dans un verre d'eau tiède. Même dosage pour les compresses, à appliquer sur les plaies, les morsures, les furoncles, les abcès…

Les huiles essentielles

L'arbre à thé
(Melaleuca alternifolia)

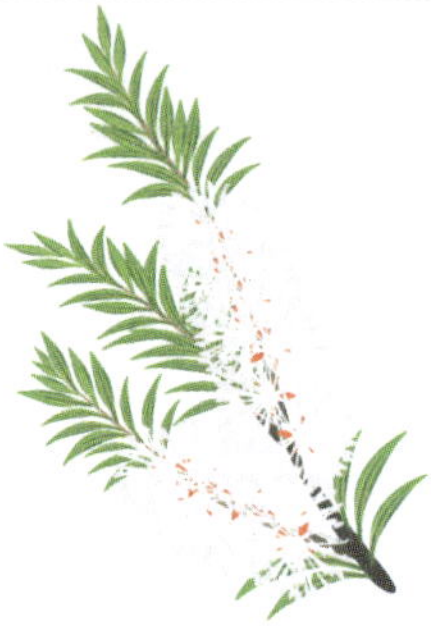

C'est un arbre d'Australie, dont les feuilles et les rameaux terminaux sont utilisés à des fins médicales. Connu depuis des millénaires par les Aborigènes, l'arbre à thé fait encore partie aujourd'hui de l'arsenal thérapeutique du pays. Pendant la Seconde Guerre mondiale par exemple, l'armée australienne distribua à ses soldats des flacons d'HE de cet arbre afin qu'ils puissent soigner eux-mêmes tous leurs problèmes infectieux cutanés (éraflure, plaie, blessure, piqûre, furoncle, mycose).

En plus de la peau, la sphère d'action principale de l'arbre à thé est le tube digestif. Qu'il s'agisse de maladies des parties hautes (aphtes, gingivites, abcès dentaires), moyennes (parasites intestinaux…) ou basses (entérocolites bactérienne, candidosique et parasitaire), l'arbre à thé rend toujours de grands services.

Les substances actives principales de l'arbre à thé sont différentes sortes de terpinènes que l'on trouve dans son HE, un antibactérien à large spectre. Elle est également active contre les virus, les champignons et les parasites. Elle stimule le système immunitaire, entre autres la production d'anticorps IgA (qui empêchent les microbes de pénétrer plus avant dans le corps). Elle agit aussi sur le système respiratoire et la sphère génitale.

L'HE de l'arbre à thé fait partie des anti-infectieux majeurs.

Posologie

- *Voie interne :* de 2 à 4 gouttes, 3 à 5 fois par jour, dans du miel ou du Disper (cf. page 137).

- *En usage externe* (fortement recommandé) : 1 goutte pure sur les aphtes ou les boutons, ou 10 gouttes dans 1 c. à café d'huile d'amande douce, en onction sur la région à traiter (par exemple, le bas-ventre en cas d'entérite infectieuse).

Le basilic
(*Ocimum basilicum*)

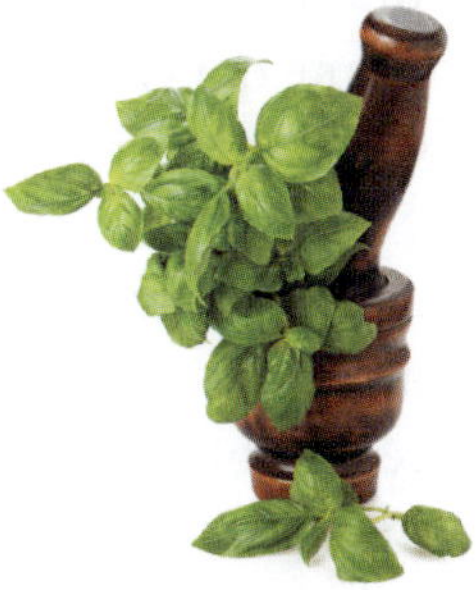

Originaire d'Asie, le basilic est cultivé dans les jardins des régions tempérées pour ses vertus condimentaires. Il s'agit d'un petit buisson de 15 à 50 cm de haut, aux feuilles d'un vert intense qui répandent un fort parfum.

Cultivé dans les jardins de la Rome antique, puis, dès le XIIe siècle, dans le Midi de la France, le basilic fut recommandé pour ses vertus antispasmodiques sur le tube digestif et comme fortifiant et régulateur nerveux.

Les substances antibiotiques contenues dans l'HE de basilic sont principalement le *méthylchavicol* et le *linalol.* Alors que l'on considérait le basilic avant tout comme un antibactérien (d'ailleurs d'efficacité variable), des études récentes ont montré qu'il était un antiviral très puissant.

Le basilic est donc recommandé pour toutes les maladies virales, mais spécialement pour celles appartenant à ses sphères d'action privilégiées : le système digestif (hépatite virale, entérite virale, grippe intestinale…) et le système nerveux (névrite). Autre domaine d'action : les infections virales des zones tropicales (fièvres diverses). Il ne semble pas avoir d'action sur les champignons et les parasites.

Posologie

- *Voie interne surtout :* de 2 à 5 gouttes d'HE, 3 fois par jour, dans du miel ou du Disper (cf. page 137).

L'eucalyptus
(Eucalyptus globulus)

Arbre originaire d'Australie et de Tasmanie, l'eucalyptus a été implanté tout autour du bassin méditerranéen. Il en existe plus de 500 espèces différentes. C'est un arbre robuste, qui pousse rapidement et peut atteindre plus de 50 mètres de haut. Avide d'eau, il est souvent planté dans les régions marécageuses pour les drainer. Il se dégage des eucalyptus une odeur aromatique puissante qui éloigne les insectes.

Ce sont les feuilles de cet arbre qui sont médicinales. Elles sont très généreuses en HE, puisque 100 kg de feuilles d'eucalyptus donnent 3 kg d'HE (alors que 100 kg de thym, par exemple, n'en fournissent que 200 g). Les principales substances antibiotiques, très puissantes, de l'HE d'eucalyptus sont le *cinéole-1,8* et le *globudol.* Par exemple, il suffit de nébuliser dans l'air ambiant une émulsion à 2 % d'HE d'eucalyptus pour que 70 % des *staphylocoques* présents soient tués. Cela a son intérêt pour la prévention si l'on sait que 1 m^3 d'air à la campagne contient 5 microbes, mais que ce chiffre s'élève à 20 000 microbes au m^3 dans un appartement parisien, et à 9 millions dans un grand magasin.

L'action antibiotique de l'eucalyptus s'étend aux bactéries, virus, champignons et parasites. Étant éliminée par les voies respiratoires et urinaires, l'HE d'eucalyptus est avant tout active lors de bronchites aiguës et chroniques, de sinusites, de laryngites, etc., ainsi que de cystites, pyélo-néphrites, colibacilloses. L'eucalyptus est également bien connu pour son action sur les fièvres infectieuses, tropicales ou non, d'où son nom populaire d'*arbre à la fièvre.*

Posologie

- *Voie interne :* de 2 à 5 gouttes, 3 à 4 fois par jour, dans 1 c. à café de miel ou du Disper (cf. page 137).

- *Voie externe:* diluer 5 à 10 gouttes d'HE dans 1 c. à café d'huile d'amande douce, puis frictionner le thorax (bronchite) ou le bas-ventre (cystite).
- *En inhalation:* 15 gouttes dans un bol d'eau bouillante.

Remarque: une autre variété d'eucalyptus, l'***eucalyptus radiata*** ou ***officinalis***, a une action antivirale beaucoup plus puissante que l'***eucalyptus globulus***. Elle n'est cependant pas très active sur les champignons et les parasites. Ses sphères d'action principales sont également les voies respiratoires.

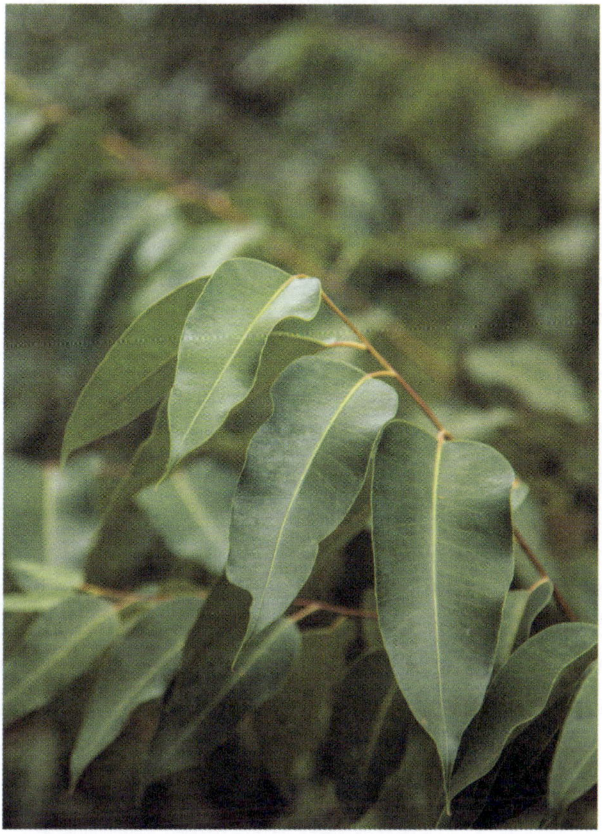

La lavande officinale
(Lavendula angustifolia)

Plante médicinale aux feuilles vert argenté et aux fleurs bleu violet, la lavande est bien connue dans nos régions. Elle pousse dans les terres arides et ensoleillées des régions méditerranéennes. Il en existe différentes variétés, toutes médicinales.

Dans l'Antiquité, les Romains ajoutaient de la lavande dans leur bain. Depuis le Moyen-Âge, son emploi se répand comme collyre et pour éloigner les mites du linge.

La distillation de la lavande débute au XVIe siècle. À cause de son odeur agréable, son HE est beaucoup utilisée en parfumerie, sans toutefois que ses vertus médicinales ne soient négligées. La lavande est en effet une plante des plus bénéfiques, car elle soulage la plupart des maux, qu'il s'agisse de brûlures, de douleurs, de crampes, de piqûres d'insectes, d'inflammations, de congestions, d'angoisses, etc. Elle est également dotée de vertus antivenimeuses : les chasseurs en frottent leurs chiens mordus par les serpents pour neutraliser les poisons. La sphère d'action de la lavande n'est pas limitée à un système organique, mais s'étend à tous les organes du corps. Dans ce sens, elle fait partie des quelques plantes médicinales « universelles ».

Les vertus antibiotiques de la lavande sont dues à l'*acétate de linalyle* (42 % à 52 %) et au *linalol* (32 % à 42 %). Ces substances sont actives sur les quatre sortes de microbes : les bactéries, les virus, les champignons et les parasites.

La lavande ne figure pas parmi les HE antibiotiques les plus puissantes, mais ses vertus sont constantes et elle possède un très large spectre d'action. Sa facilité d'utilisation (elle est exceptionnellement bien tolérée par la peau et les muqueuses) en fait un antibiotique « passe-partout », à utiliser spécialement chez les enfants et les nerveux.

Posologie

- *Voie interne:* de 2 à 5 gouttes, 3 à 5 fois par jour, diluées dans 1 c. à café de miel ou du Disper (cf. page 137).
- *Voie externe:* une dizaine de gouttes pures ou diluées dans 1 c. à café d'huile d'amande douce.

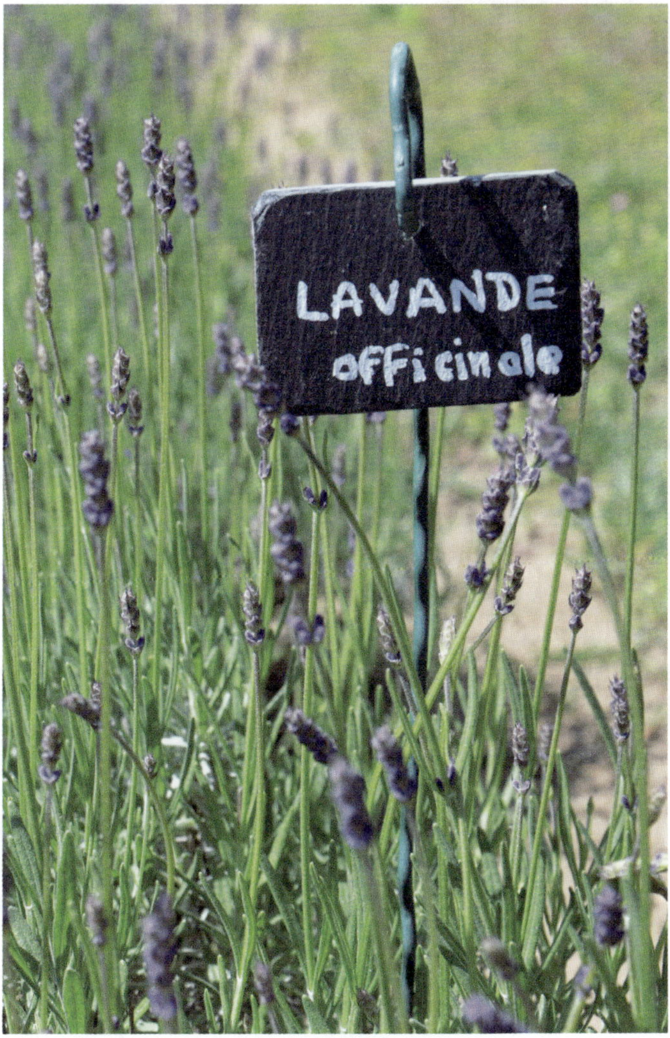

Le niaouli
(Melaleuca quinquenervia)

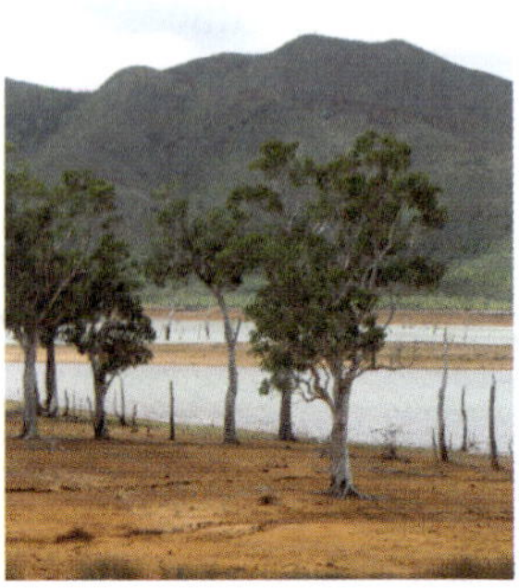

L'HE de niaouli est obtenue à partir des feuilles d'un arbre très répandu en Nouvelle Calédonie et à Madagascar. Les propriétés antiseptiques du niaouli sont connues depuis longtemps par les Indigènes de ces régions qui les mettent à profit pour désinfecter l'eau. Les principales substances antibiotiques du niaouli sont le *cinéole-1,8* (35 % à 38 %), le *viridiflorol* (6 % à 15 %) et l'*alphaterpinéol* (9 % à 14 %).

L'HE de niaouli est un très puissant antibiotique naturel contre de nombreuses bactéries (staphylocoque doré, streptocoque de la scarlatine et du rhumatisme articulaire aigu) et contre la plupart des virus et champignons. C'est donc un excellent antibactérien, antiviral et antifongique. Dans une moindre mesure, il est aussi actif contre les parasites, comme le psalmodium, responsable du paludisme (malaria).

Les sphères d'action de cette HE sont les voies respiratoires, le tube digestif et les sphères génitale et urinaire. Diluée dans un peu d'huile d'amande douce, elle est recommandée contre les infections cutanées (plaie, piqûre, furoncle…).

Posologie

- *Voie interne :* de 2 à 4 gouttes, 3 à 5 fois par jour, diluées dans 1 c. à café de miel ou du Disper (cf. page 137).
- *Voie externe :* 5 à 10 gouttes, diluées dans 1 c. à café d'huile d'amande douce.

L'origan
(Origanum heracleoticum)

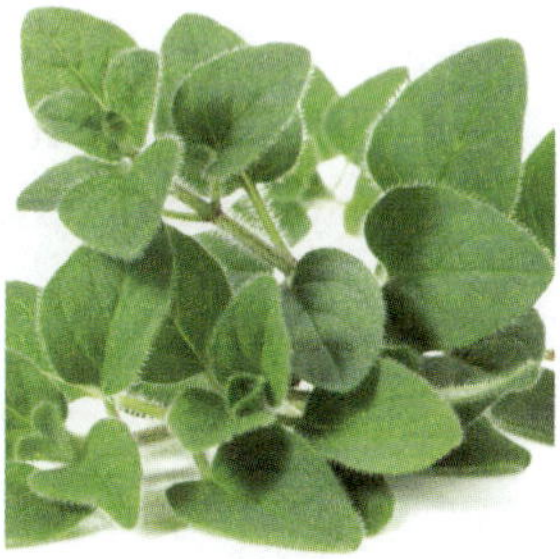

L'origan est une plante condimentaire bien connue qui, à l'état sauvage, pousse dans les terrains pierreux et les prés ensoleillés. Ses fleurs rose pourpre s'épanouissent au sommet d'une tige arborescente de 30 à 60 cm de haut.

Connue par les Égyptiens, les Grecs et les Romains pour ses vertus toniques, antispasmodiques, stomachiques et béchiques, l'HE d'origan est de nos jours surtout utilisée pour ses propriétés antibiotiques spécialement puissantes. Diverses expériences ont montré que cette HE (avec celle de thym) est la plus efficace pour désinfecter une solution pullulant de microbes (en l'occurrence, 1 litre de bouillon de viande ensemencé avec de l'eau d'égout). Ce liquide peut être stérilisé par l'adjonction d'HE d'origan, en dilution à 1 ‰ seulement.

Des différentes variétés d'origan, c'est celle de Grèce *(origanum heracleoticum)* qui se montre la plus riche en principes actifs.

Les composants principaux de l'HE d'origan sont le *carvacrol* (50 % à 75 %) et le *paracymène* (7 à 10 %). Ces substances antibiotiques se sont révélées comme très actives non seulement sur les bactéries, mais également sur les virus, les champignons et les parasites. Elles possèdent également un très large spectre d'action à l'intérieur de ces quatre groupes. L'HE d'origan est donc un antibiotique naturel polyvalent aux indications multiples, d'autant plus qu'elle stimule le système immunitaire.

Posologie

- *Voie interne:* de 2 à 4 gouttes, 3 à 5 fois par jour, dans 1 c. à café de miel ou du Disper (cf. page 137).
- *Voie externe:* 1 à 3 gouttes, à diluer dans 1 c. à café d'huile d'amande douce.

  ➔ **Cette HE étant très agressive pour la peau, elle doit impérativement être diluée!**

Le palmarosa
(Cymbopogon martinii)

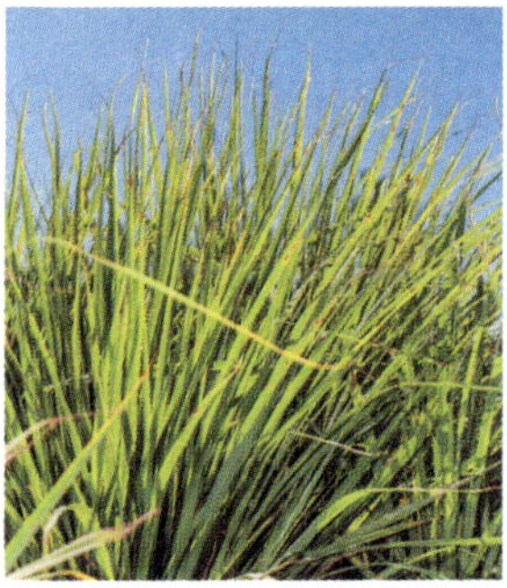

Le palmarosa est une grande herbe vivace, de la famille des graminées, qui pousse spontanément en Inde, Afrique et Indonésie. Les parties aériennes sont médicinales: on en extrait une HE au parfum frais et doux, rappelant la rose ou le géranium. Cette HE fut d'ailleurs utilisée pour remplacer ou diluer l'HE de rose, très onéreuse.

L'HE de palmarosa contient 70 % à 80 % de *géraniol.* Son action antibiotique est spécialement puissante sur les bactéries, les virus et les champignons. Elle ne possède cependant pas de propriétés antiparasitaires. N'ayant pas de sphère d'action privilégiée, elle peut être utilisée dans tous les troubles, qu'il s'agisse d'infections des voies digestives, respiratoires, urinaires ou de maladies génitales et cutanées. Le palmarosa fait partie des HE aux vertus antibiotiques les plus puissantes.

Posologie

- *Voie interne:* de 3 à 4 gouttes, 3 à 5 fois par jour, dans 1 c. à café de miel ou du Disper (cf. page 137).
- *Voie externe:* d'utilisation très agréable à cause de son odeur et non agressive pour la peau, cette HE s'applique pure ou légèrement diluée dans de l'huile d'amande douce.

Le ravintsara
(Cinnamomum camphora)

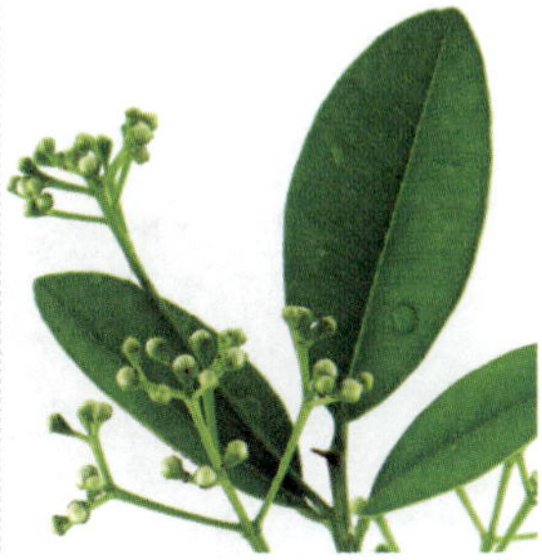

Le ravintsara est un arbre originaire de Madagascar et de la Réunion. Il ressemble au laurier. C'est l'arbre-médecine des Malgaches, qui connaissent depuis longtemps les vertus médicinales de ses feuilles et qui les mettent à profit pour soigner une multitude de maux.

L'HE de ravintsara est riche en *cinéole-1,8* et en *alphaterpinéol.* C'est un très puissant antiviral à large spectre d'action, si bien qu'on la recommande pour toutes les atteintes virales : herpès, hépatite, entérite virale, varicelle. C'est un remède spécialement efficace contre les virus de la grippe, que ce soit à titre préventif ou curatif, lors de zona et de mononucléose infectieuse. En plus de ses propriétés antivirales, l'HE de ravintsara est aussi un antibactérien efficace et possède une action antifongique et antiparasitaire. Ses sphères d'action sont principalement les voies respiratoires, digestives et cutanées.

Posologie

- *Voie interne :* de 3 à 5 gouttes, 3 fois par jour, dans 1 c. à café de miel ou du Disper (cf. page 137).
- *Voie externe :* grâce à son absence totale de causticité, l'HE de ravintsara est souvent recommandée :
  - pour les frictions, onctions : 3 à 5 gouttes pures,
  - pour les bains : 10 à 15 gouttes par bain.

➔ **Avec la lavande, c'est une HE idéale pour soigner les enfants !**

Ne pas confondre le ravintsara avec le ravensare (ravensara aromatica) qui a des propriétés proches.

La sarriette
(Satureja montana et hortensis)

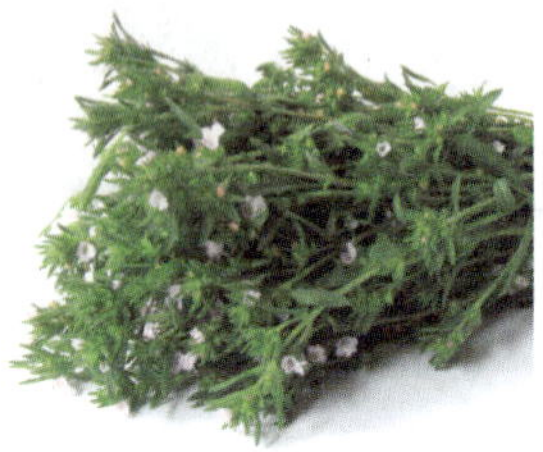

Petite plante sauvage *(satureja montana)* des régions méditerranéennes, dégageant une forte odeur aromatique, la sarriette est aussi cultivée en jardin *(satureja hortensis).* Connue depuis l'Antiquité comme condiment, elle faisait partie des plantes médicinales qui figuraient dans le *Capitulaire de Villis,* de Charlemagne (VIIIe siècle après J.-C.), plantes qui devaient être cultivées dans les domaines royaux à cause de leur utilité pour l'homme.

L'HE obtenue à partir des sommités fleuries de sarriette est riche en substances antibiotiques, principalement en *carvacrol,* qui représente jusqu'à 50 % de ses composants. Cet antibiotique a une action spécialement puissante et à large spectre sur les bactéries et les parasites, mais aussi sur les virus et les champignons. L'HE de sarriette peut donc être recommandée dans toutes les pathologies infectieuses, mais en particulier celles du tube digestif (amibiase, entérocolite, diarrhée), du système respiratoire (bronchite) et du système urinaire (cystites candidosique et gonococcique, prostatite...). Elle est aussi recommandée en cas d'adénite (infection du système lymphatique) et comme traitement d'appoint lors de malaria. L'HE de sarriette fait partie des anti-infectieux naturels majeurs.

Posologie

- *Voie interne :* de 2 à 4 gouttes, 3 à 5 fois par jour, dans 1 c. à café de miel ou du Disper (cf. page 137).
- *Voie externe :* avant de l'appliquer sur la peau, diluer 3 à 5 gouttes dans 1 c. à café d'huile d'amande douce.

  ➔ **Attention : HE très caustique !**

Le thym
(Thymus vulgaris)

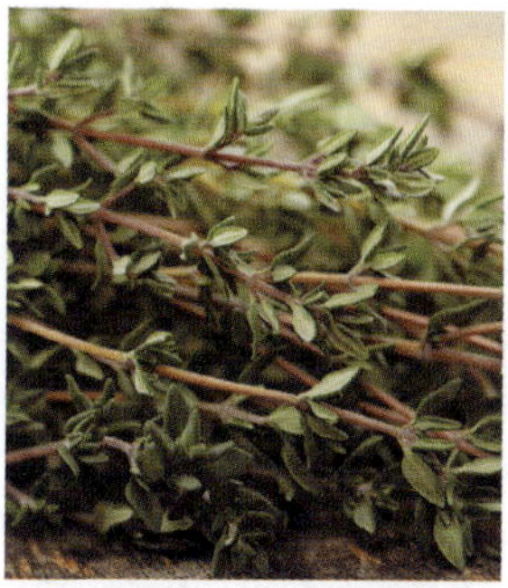

C'est un petit arbrisseau du bassin méditerranéen, beaucoup utilisé comme condiment dans la cuisine de cette région. Ses vertus médicinales sont très nombreuses et connues depuis l'Antiquité.

L'HE de thym est retirée de ses sommités fleuries. Il faut 100 kg de plante pour n'obtenir que 200 g d'HE ! Le thym ne donne donc que très peu d'HE, qui est par contre d'une puissance thérapeutique très élevée. Ses principaux constituants sont le *thymol,* le *paracymène* et le *carvacrol.* Le thymol est 30 fois plus bactéricide que le phénol, substance chimique employée comme désinfectant en allopathie et qui a longtemps été considéré comme le type même de l'antiseptique. Avec l'origan, l'HE de thym s'est montrée la plus active pour stériliser des bouillons de culture. En solution savonneuse à 0,1 %, comme on la trouve dans certains dentifrices, elle tue toute la flore microbienne nocive de la cavité buccale.

L'HE de thym fait partie des HE aux vertus antibiotiques les plus puissantes. Son spectre d'action est très large : elle agit aussi bien contre les bactéries que les virus, les champignons et les parasites. On peut donc l'utiliser dans pratiquement tous les troubles, d'autant plus qu'elle est douée de propriétés immunostimulantes sur les globules blancs.

Posologie

- *Voie interne :* de 1 à 3 gouttes, 3 fois par jour, dans 1 c. à café de miel ou du Disper (cf. page 137).
- *Voie externe :* avant de l'appliquer sur la peau, diluer 3 à 5 gouttes dans 1 c. à café d'huile d'amande douce.

  ➔ **Attention : HE très caustique !**

Autres antibiotiques naturels

L'extrait de pépins de pamplemousse

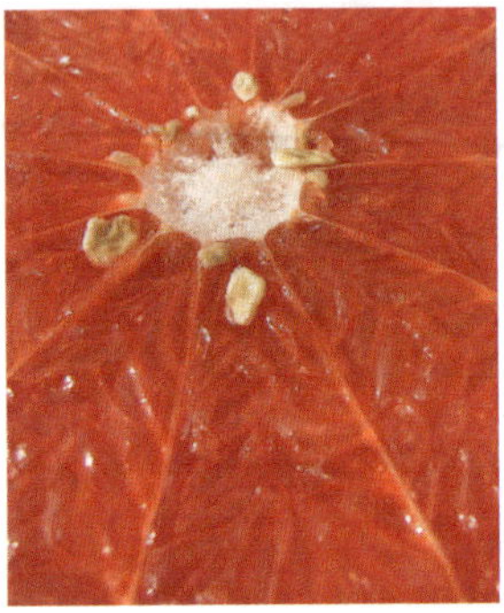

Contrairement aux autres antibiotiques naturels mentionnés dans ce livre, l'extrait de pépins de pamplemousse ou de grapefruit[4] est un remède récent. C'est en effet en 1964 que le Dr Jakob Harich y découvrit des substances antibiotiques. L'histoire de sa découverte est d'ailleurs assez particulière, puisqu'elle ne se déroula pas dans un laboratoire de recherche, mais devant un compost. Le Dr Harich avait été intrigué par le fait que de tous les déchets végétaux déposés dans son compost, seuls les pépins de pamplemousse ne se décomposaient pas. Ceux-ci résistaient de manière inexplicable aux milliers de micro-organismes (bactéries, champignons, levures…) qui y pullulent habituellement et qui sont responsables de la décomposition des matières organiques.

Désireux d'en trouver la raison, il analysa ces pépins et découvrit une substance qui, administrée à des malades atteints de maladies infectieuses, se montrait capable de les guérir. Des recherches et tests ultérieurs révélèrent que cette substance — *le citricidal* — possède non seulement une activité antibiotique très puissante, mais également un très large spectre d'action puisqu'elle agit aussi bien sur les bactéries que les virus, les champignons et les parasites. Tous les tests effectués depuis confirment que le citricidal est un puissant antibiotique et, ce qui n'est pas négligeable, sans effet secondaire.

4 Les deux désignations sont utilisées indifféremment. Pour des raisons de simplification, nous nous en tiendrons ici au terme français de pamplemousse.

Les antibiotiques contenus dans l'extrait de pépins de pamplemousse sont des bioflavonoïdes, c'est-à-dire des substances possédant une structure chimique très proche des vitamines. Il en existe des milliers de sortes différentes ; celles contenues dans l'extrait de pépins de pamplemousse sont principalement l'*hesperidin*, la *neohesperidin*, le *limonin*, le *nomilin* et le *naringenin*. En plus de leurs vertus antibiotiques, ces bioflavanoïdes sont également de très puissants antioxydants (20 fois plus que la vitamine C, 50 fois plus que la vitamine E). L'extrait de pépins de pamplemousse ne doit pas être confondu avec l'HE de pamplemousse, qui ne possède pas les propriétés de l'extrait de pépins.

L'extrait de pépins de pamplemousse se présente comme un liquide très concentré et épais. Pour le commercialiser, il est légèrement dilué dans de la glycérine végétale et un peu d'eau. Cette présentation demeure toutefois extrêmement concentrée et caustique. Pour son usage thérapeutique, il doit à nouveau et impérativement être dilué dans de l'eau. Cet extrait ne s'utilise donc jamais pur, mais toujours dilué. Si, par accident, il entrait en contact avec les yeux, les muqueuses ou la peau, il faut rapidement s'en débarrasser avec un important apport d'eau tiède.

Les principes antibiotiques de l'extrait de pépins de pamplemousse pénètrent rapidement dans l'organisme et sont déjà actifs dans les tissus 20 mn après ingestion. À cause de son large spectre d'action, il est indiqué dans pratiquement toutes les maladies infectieuses.

L'extrait de pépins de pamplemousse se prend par voie orale comme traitement de fond.

Posologie

- *Voie interne :* le dosage moyen est de 3 à 15 gouttes, diluées dans un peu d'eau, 2 ou 3 fois par jour.
  Le tableau suivant indique les dosages conseillés en cas de maladie, en fonction du poids corporel.

Poids corporel	Extrait de pépins de pamplemousse
10 kg	5 gouttes
20 kg	10 gouttes
30 kg	15 gouttes
40 kg	20 gouttes
50 kg	25 gouttes
60 kg	30 gouttes
70 kg	35 gouttes
80 kg	40 gouttes
90 kg	45 gouttes
100 kg	50 gouttes

Comme on peut le constater, les besoins quotidiens du corps sont d'environ 1/2 goutte d'extrait par kg de poids corporel. En cas d'infection aiguë et violente, le dosage doit naturellement être adapté en conséquence (jusqu'à 1 goutte par kg et par jour). Dans les infections chroniques et généralisées, comme le *candida albicans,* il est recommandé de commencer par de petites doses, puis de les augmenter progressivement pour éviter que l'organisme soit dépassé dans son travail d'élimination des cadavres microbiens.

- *Voie externe :*
  - Gargarisme (angine) : 10 gouttes dans 2,5 dl d'eau.
  - Compresse (plaies) : 10 gouttes dans 2,5 dl d'eau.
  - Irrigation nasale (rhume, sinusite) : de 1 à 3 gouttes dans 1 dl d'eau.
  - Irrigation vaginale, côlonique : 7 gouttes dans 2,5 dl d'eau.
  - Onction (herpès, aphtes, mycose, verrue) : 2 à 8 gouttes dans 1 c. à café d'huile d'amande douce.

La propolis

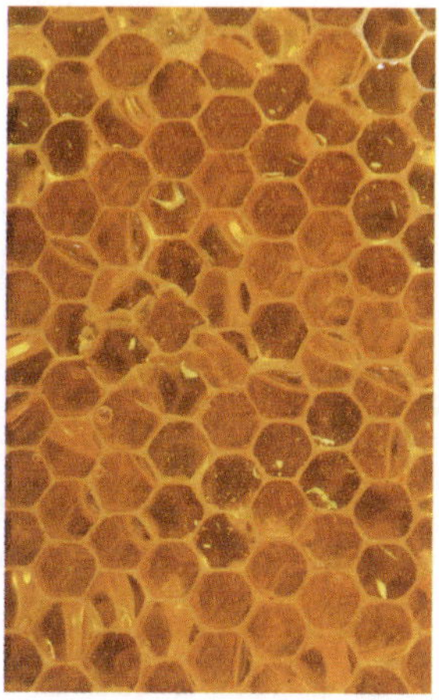

Produit de la ruche, c'est une substance de consistance visqueuse utilisée par les abeilles comme ciment, mastic et vernis. Elle sert, par exemple, à construire des barrières défensives, en particulier à l'entrée de la ruche, pour la protéger des visiteurs indésirables et des rigueurs du climat. C'est d'ailleurs de cette fonction qu'elle tire son nom. En grec, *propolis* signifie ce qui est en avant *(pro)* de la cité *(polis),* étant sous-entendue « cité des abeilles ».

La propolis est aussi utilisée par les abeilles pour obstruer les fentes et les fissures, pour réparer et consolider les rayons défectueux, ainsi que pour vernir les surfaces intérieures de la ruche. Ce vernissage a lieu pour faire disparaître toutes les aspérités, mais aussi pour désinfecter la ruche. Ce besoin de propreté se comprend facilement lorsqu'on sait que dans l'espace restreint d'une ruche vivent 40 000 à 50 000 abeilles ; qu'au cours de l'été, elles sont en contact permanent avec l'extérieur (donc très à même de ramener des microbes) ; qu'en hiver, au contraire, elles vivent en étroite promiscuité, repliées sur elles-mêmes.

La propolis est fabriquée à partir de substances résineuses, gommeuses et balsamiques récoltées sur les bourgeons et les écorces des arbres (surtout les conifères et les peupliers), substances qui sont ensuite transformées par les abeilles par addition de leurs propres sécrétions. Selon son origine, la propolis prend une couleur jaune clair à brune foncée. Sa saveur est légèrement acre et amère et son odeur douce et agréable. Elle est récoltée par les abeilles ouvrières au printemps et en automne, lorsque la récolte du nectar des fleurs ne les occupe pas totalement. Les abeilles la transportent dans les corbeilles de leurs pattes postérieures, comme elles le font avec le pollen. Chaque ruche produit 100 à 200 g de propolis par année.

Les propriétés désinfectantes de la propolis sont connues depuis des millénaires. Elles étaient mises à profit en Égypte et en Grèce antique. Aristote la mentionne comme un « *remède aux affections de la peau, des plaies et des suppurations* ». À Rome, Pline l'Ancien parle de son efficacité dans les ulcères, abcès et furoncles incurables. Préconisée dans le monde romain (Galien), arabe (Avicenne) et inca, la propolis passa par des époques de gloire et d'oubli. Vers 1900, sa notoriété atteint un apogée lors de la guerre des Boers, en Afrique du Sud, à cause de son pouvoir tout à fait exceptionnel pour désinfecter et cicatriser les plaies des soldats impliqués dans ce conflit. Depuis, avec le renouveau de la médecine naturelle, son emploi s'est répandu.

Les substances antibiotiques de la propolis sont principalement l'*acide benzoïque, férulique et caféique,* la *galangine,* la *pinocembrine* et la *pinobanksine.* Elles sont actives contre:

- les bactéries: *staphylocoques, streptocoques, salmonelles, proteus vulgaris, escherichia coli B (colibacille),*
- les virus: les virus grippaux, herpétiques,
- les champignons et levures: en particulier le *candida albicans,*
- les parasites: par exemple, le *trichomonas* (vaginite, urétrite).

La propolis agit sur les quatre sortes de microbes, mais son action est spécialement puissante contre les bactéries.

Pour son usage thérapeutique, la propolis se présente sous trois formes principales:

- une pâte ou des fragments à mâcher,
- une poudre encapsulée dans des gélules,
- une teinture alcoolique.

La pâte et les fragments sont recommandés dans les infections de la bouche, de la gorge et des voies respiratoires hautes (nez, sinus…). La raison en est qu'en la mâchant longuement — jusqu'à ce qu'elle se dissolve et puisse être avalée — ses principes actifs restent plus longtemps en contact avec le lieu de l'infection que si la propolis était avalée. La sphère ORL et les voies respiratoires hautes sont d'ailleurs sa sphère d'action de prédilection.

Les gélules et les teintures sont plutôt préconisées pour les infections des voies digestives et urinaires, bien que des fragments puissent aussi être avalés pour soigner ces maladies. Dans ce cas, ils sont avalés sans être mâchés.

La propolis n'a pas de contre-indications. Tout au plus, lorsqu'elle est mâchée, elle donne une légère sensation de brûlure dans la bouche et de petites diarrhées chez certaines personnes très sensibles.

Posologie

- *Voie interne :* 3 g de pâte ou de fragments par jour, répartis en 2 ou 3 prises, loin des repas (la posologie des extraits alcooliques varie en fonction de leur concentration ; il faut donc se référer aux posologies indiquées par chaque fabricant). La propolis donne rapidement des résultats. Environ 20 g sont généralement suffisants pour un traitement. Si une amélioration ne se manifeste pas après quelques jours, il ne faut pas insister, mais changer d'antibiotique naturel.
- *Voie externe :* appliquer 2 à 3 fois par jour l'une des différentes crèmes ou pommades à base de propolis, en vente dans les magasins spécialisés.

Le lapacho
(Tecoma curialis)

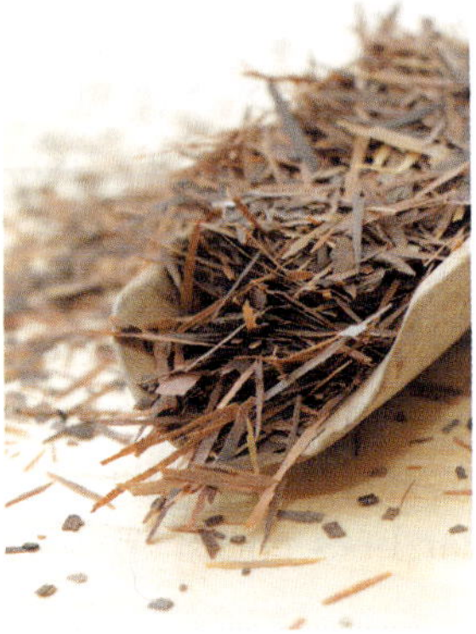

Le lapacho — aussi appelé *Pau d'Arco* — est un arbre originaire d'Amérique du Sud, très répandu au Brésil, au Pérou et en Argentine. Ses vertus médicinales sont connues depuis des siècles. Les Incas en faisaient un large usage et son utilisation s'est perpétrée de génération en génération, par tradition. De fait, le lapacho est un remède populaire auquel les Indiens d'Amérique du Sud ont facilement recours.

Le lapacho pousse dans les forêts tropicales, humides et de haute altitude (jusqu'à 1800 m). Sa taille peut atteindre 40 m de haut.

Cet arbre appartient à la famille des *bognoniacées*. Il existe près de 600 espèces de lapacho, mais moins d'une dizaine possède des vertus médicinales. Les trois espèces les plus couramment utilisées en thérapie sont :

- *Tabebuia impetiginosa,*
- *Tabebuia heptaphylla,*
- *Tabebuia avellaneda.*

Les substances actives du lapacho sont contenues dans l'écorce intérieure — ou aubier — c'est-à-dire dans la partie qui se trouve entre l'écorce extérieure et l'âme du bois.

Pour l'obtenir, le tronc de l'arbre est dégarni de son écorce sur la partie inférieure. L'aubier est ensuite séparé manuellement de l'écorce extérieure. Il se présente alors sous forme de lamelles de couleur brun rouge, qui seront ensuite réduites en fragments pour pouvoir être préparés en tisane.

Les premières études scientifiques effectuées sur cet arbre datent de 1855. Depuis, de nombreuses investigations ont été réalisées dans des laboratoires et universités un peu partout dans le monde. Des études cliniques étendues ont également été menées à Sao Paolo, au Brésil, grâce à l'offre de soins gratuits au lapacho à toute la population de la ville.

Bien que le lapacho n'ait pas encore livré tous ses secrets, les connaissances scientifiques acquises jusqu'à présent sur cette plante confirment la plupart de ses indications empiriques et populaires.

En Europe, le lapacho est surtout connu comme plante anticancer, mais il possède également des vertus antibiotiques puissantes à large spectre d'action. C'est d'ailleurs pour lutter contre les fièvres et les infections microbiennes en général qu'il était avant tout utilisé par les Indiens d'Amérique du Sud. Ses effets étaient considérés comme si merveilleux que les populations rurales donnèrent au lapacho les surnoms d'*arbre miraculeux* et *arbre divin*.

Les substances antibiotiques du lapacho sont le *lapachol,* la *xyloïdine* et la *quercitine,* ainsi que 18 sortes de *quinones.* Ces substances se sont révélées très efficaces pour neutraliser ou détruire :

- les bactéries responsables de la tuberculose, de la dysenterie, de l'anthrax, de la fièvre de Malte, des cystites, des bronchites et pharyngites,
- les virus de l'herpès, de maladies de voies respiratoires…,
- les champignons, comme le *candida albicans,* lors d'infections intestinales, vaginales et cervicales,
- les parasites (le *plasmodium* de la malaria, le *trypanosome cruzi* de la maladie du sommeil…).

La grande efficacité du lapacho dans les maladies infectieuses est due à ses vertus antibiotiques, mais également au fait qu'il est un puissant stimulant du système immunitaire, dont il renforce et soutient l'activité. Par ses vertus dépuratrices et anticarentielles, c'est aussi un correcteur de terrain de premier ordre et un régénérateur cellulaire et sanguin efficace.

Le lapacho est disponible dans les magasins spécialisés sous forme de tisanes, d'élixirs et de tablettes. Il n'a pas de contre-indications et peut être utilisé par tout un chacun.

Posologie

- *Voie interne:*
  - *tisane:* 1 à 3 c. à soupe par jour = 1 à 2 l de tisane,
  - *élixir:* 6 à 15 ml (= 1 à 2 c. à café) par jour,
  - *tablettes:* 6 à 9 g de poudre par jour,
  - L'emploi le plus courant du lapacho est celui de la tisane. Pour bénéficier de tous ses principes actifs qui doivent être extraits des tissus ligneux de l'écorce, il est impératif de faire bouillir l'aubier pendant plusieurs minutes, autrement dit, de faire une décoction.
  - *décoction:* faire bouillir 1 l d'eau, puis y ajouter la quantité choisie de lapacho. Laisser bouillir pendant 10 mn, puis frémir à feux doux pendant 15 mn. Filtrer et rajouter de l'eau pour compenser l'évaporation. Boire en 3 ou 4 prises au cours de la journée.
- *Voie externe:* la décoction préparée comme ci-dessus est ajoutée à l'eau d'un bain, à 38-40° C. Rester 30 mn dans l'eau.

Les HE les plus puissantes

Antibactériennes

niaouli — origan — palmarosa — sarriette — thym

Antivirales

basilic — eucalyptus — niaouli — origan — palmarosa — ravintsara — thym

Fongicides

niaouli — origan — palmarosa — thym

Parasiticides

origan — sarriette — thym

Les HE pour les enfants

lavande — ravintsara

Les HE les plus douces pour la peau

lavande — palmarosa — ravintsara

Les antibiotiques naturels à plus large spectre d'action

HE

arbre à thé — origan — palmarosa — sarriette — thym

TM

Echinacea

Autres

lapacho — propolis — extrait de pépins de pamplemousse

Chapitre 7 : Les traitements aux antibiotiques naturels

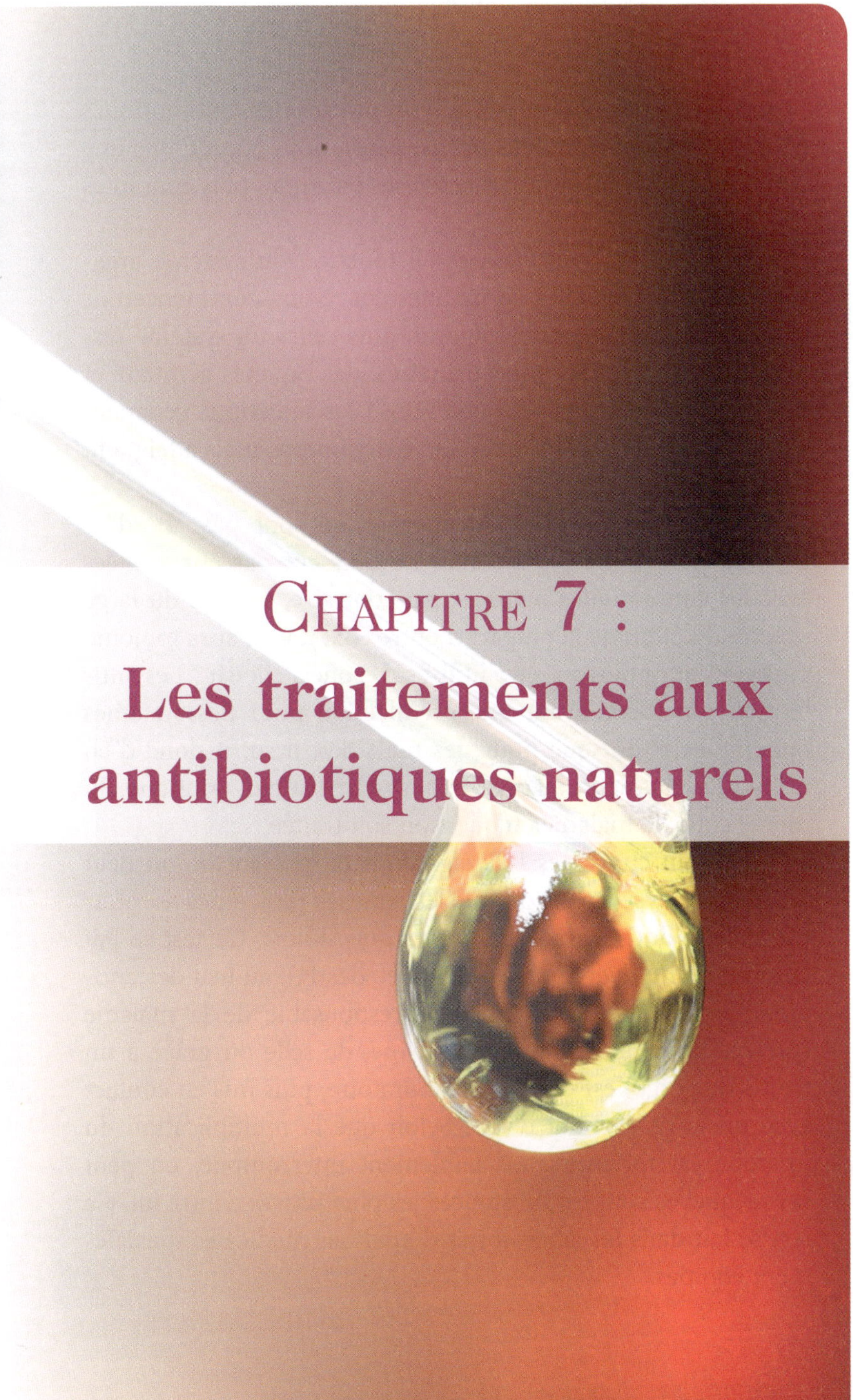

Ce chapitre montre comment utiliser les antibiotiques naturels avec des exemples précis. Ainsi, nous aborderons une cinquantaine de maladies infectieuses parmi les plus courantes chez nous.

Ces affections sont classées en fonction du système organique dans lequel elles se manifestent. Nous commencerons par les infections du tube digestif, puis celles du système respiratoire et ORL, des voies urinaires, des organes génitaux et de la peau. Un dernier groupe réunit les infections générales qui ne se limitent pas à un système organique, mais atteignent l'ensemble du corps.

Si certaines maladies infectieuses ne sont pas abordées ici, cela ne signifie pas qu'elles ne puissent pas être traitées avec les antibiotiques naturels. Au contraire, à cause du large spectre d'action de la plupart d'entre eux, il y en aura toujours plusieurs qui pourront être utilisés. Lesquels choisir ? Les antibiotiques naturels ayant une prédilection pour des systèmes organiques plutôt que pour des maladies, il suffit donc d'en utiliser les plus actifs au niveau du système atteint pour que, du même coup, la maladie en question soit traitée.

Quant au choix des HE, signalons en passant qu'on peut déterminer avec précision quelles sont les plus efficaces pour un malade donné grâce à un *aromatogramme*. Ce test se fait comme un *antibiogramme,* mais avec des HE au lieu des antibiotiques classiques. Le microbe responsable de la maladie (prélevé dans un échantillon d'urine, de selle ou grâce à un frottis de gorge) est cultivé en laboratoire, puis mis en contact avec un large éventail d'HE. Selon que la multiplication du microbe est fortement ou faiblement interrompue, on peut savoir quelles sont les substances les plus actives contre lui. Ce test se fait dans les laboratoires d'analyses médicales spécialement équipés.

Les maladies infectieuses mal soignées peuvent avoir des conséquences très graves pour la santé. Les schémas thérapeutiques proposés ici ne sauraient donc remplacer les conseils éclairés d'un thérapeute compétent. Dans les cas graves, il faut toujours s'en remettre à l'homme de l'art.

Les indications données dans ce chapitre seront d'une grande utilité dans différentes situations :

- Dans l'urgence, par exemple lorsqu'un thérapeute n'est pas disponible, mais qu'il faut amorcer sans tarder un traitement afin d'éviter que l'infection ne se développe et ne s'étende.
- Dans les maladies chroniques, comme des cystites à répétition. Les manifestations de la maladie et son évolution étant bien connues du malade, celui-ci peut contrôler efficacement la bonne marche du traitement.
- Les antibiotiques naturels peuvent également être utilisés en automédication dans toutes les infections bénignes, comme les rhumes, les grippes, etc.

Avant d'aborder les schémas de traitement proprement dits, voici quelques explications utiles à propos des informations contenues dans les différentes rubriques :

- Les **maladies** sont regroupées par système organique et, à l'intérieur de chaque système, classées par ordre alphabétique. L'index au niveau du sommaire en début du livre permet de les retrouver facilement.

- Les **définitions** des maladies — *en italiques* — sont brèves et ne présentent qu'une image générale. Elles visent seulement à rappeler leurs manifestations principales et leur origine (bactérienne, virale). En aucun cas, elles ne suffisent pour établir un diagnostic.

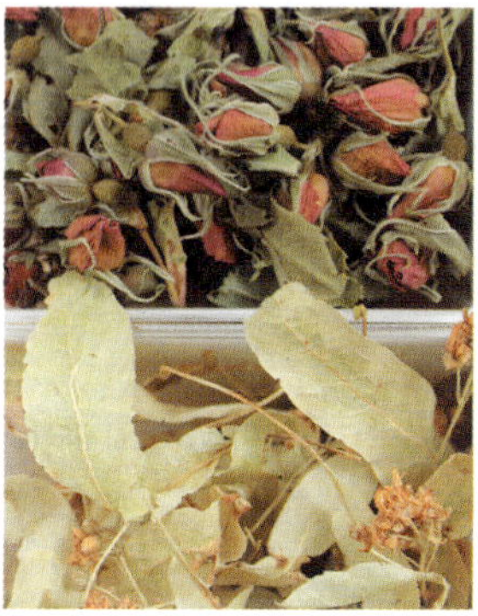

Les antibiotiques naturels sont divisés en trois groupes : les HE, les TM, et les autres préparations.

- Les **antibiotiques naturels** indiqués pour chaque maladie sont divisés en trois groupes. Le premier comprend les HE, le deuxième les TM et le troisième les autres préparations. Nous indiquons, sous *HE ou TM principales,* celles qui sont le plus souvent recommandées parce qu'elles ont prouvé leur efficacité dans le trouble en question. Nous avons cependant exclu celles qui sont de maniement délicat ou qui engendrent des effets secondaires trop importants. Notre choix est donc nécessairement restreint, incomplet et subjectif. De nombreuses autres HE ou TM pourraient être utilisées avec profit (cf. bibliographie pour la référence de livres de phytothérapie et d'aromathérapie).

- Pour chaque maladie, **2 exemples de traitement** sont donnés : l'un avec des HE, l'autre sans. La raison en est que certaines personnes (plutôt rares) supportent mal les HE et n'y recourent donc pas. Elles les ressentent comme trop fortes, trop stimulantes ou agressives. Une alternative sans HE est donc indispensable pour elles, ainsi que pour celles qui ressentent la même chose après quelques jours de traitement seulement.

Les propositions thérapeutiques comportent le plus souvent *l'association d'un remède par voie orale et par voie cutanée.* Cette conjugaison a pour but de faire pénétrer dans le corps le maximum de substances actives. Si ces dernières devaient seulement être amenées par voie orale, le dosage pourrait devenir trop élevé et entraîner un inconfort ou des troubles digestifs.

Les exemples thérapeutiques sont donnés par rapport à une HE ou une TM. Celles qui sont aussi conseillées, et qui peuvent être utilisées de manière similaire, sont indiquées entre parenthèses. Des mélanges de plusieurs HE ou TM peuvent être effectués; diminuer alors la quantité de chaque plante en conséquence pour ne pas dépasser le nombre total de gouttes indiqué. Par exemple, au lieu de 3 gouttes d'HE de thym, on peut prendre 1 goutte d'HE de thym + 1 goutte d'HE de niaouli + 1 goutte d'HE de sariette.

- La prise de TM par **voie interne** ne pose aucun problème particulier, puisqu'il suffit de les diluer dans un peu d'eau. Mais il n'en va pas de même des HE. Étant insolubles dans l'eau, elles flotteraient à la surface du liquide (comme toutes les huiles) et le plus gros du remède resterait collé contre les parois du verre. Un support spécial doit donc être employé, cela d'autant plus qu'étant très concentrées, les HE pures irritent les muqueuses de la bouche.

  Les supports recommandés pour la prise d'HE par voie orale sont le miel et le Disper:

  - **Le miel:** les gouttes d'HE sont mélangées à 1 c. à café de miel, puis avalées telles quelles ou diluées dans de l'eau chaude. D'autres supports conviennent également; parmi les plus employés, on trouve la mie de pain, le fromage blanc ou le yaourt, la purée de pommes de terre, la poudre de petit-lait. Dans le commerce, on trouve des comprimés de lactose spécialement prévus pour être imbibés d'HE (par exemple, *Buka 1000,* de Phyto-Sun' Arôme). On peut aussi demander à son pharmacien de mettre en capsules de 50 mg les HE. Des supports très variés sont donc utilisables, l'importan étant que l'HE soit bien enrobée, afin que les muqueuses de la bouche et de l'estomac ne soient pas agressées par le contact direct.

- **Le Disper:** c'est un produit émulsifiant spécialement conçu pour l'aromathérapie. Entièrement composé de substances végétales, il disperse les HE en des milliards de particules microscopiques et l'enrobe. Elles perdent ainsi leur caractère irritant et se mélangent facilement avec de l'eau. Les HE sont donc diluées dans le Disper, auquel on ajoute ensuite un peu d'eau. Le mélange se présente alors sous forme d'un liquide laiteux que l'on boit. Les proportions du mélange varient selon le degré d'agressivité des HE:
  - *HE douces* (arbre à thé, basilic, eucalyptus, lavande, niaouli, palmarosa, ravintsara): 10 gouttes de Disper pour 1 goutte d'huile.
  - *HE fortes* (origan, sarriette, thym): 20 gouttes de Disper pour 1 goutte d'huile.

- **Voie externe:** les HE et l'extrait de pépins de pamplemousse sont des produits trop concentrés pour être appliqués purs sur la peau. Ils sont plus ou moins irritants, voire caustiques. Selon la sensibilité cutanée, il peut en résulter des picotements douloureux et même des brûlures, avec formation de cloques.

  Diluer ces substances est donc indispensable avant de les appliquer sur la peau. Si de l'eau suffit pour diluer l'extrait de pépins de pamplemousse, il faut un support gras pour les HE. L'*huile d'amande douce* est la plus couramment recommandée, mais n'importe quelle huile peut être utilisée: tournesol, olive, carthame, etc. Une c. à café d'huile est suffisant pour diluer 4 à 6 gouttes d'HE. Pour l'onction d'une grande surface, par exemple, le thorax en cas de bronchite ou le bas-ventre en cas de cystite, on diluera 10 à 15 gouttes d'HE dans 1 c. à soupe d'huile d'amande douce.

Ces indications concernent les applications sur la peau et non pas sur les muqueuses (nez, yeux, organes génitaux...), ces dernières étant trop sensibles pour de tels traitements. On veillera d'ailleurs toujours à les éviter avec grand soin lors des applications cutanées.

Trois HE sont particulièrement douces et peuvent être appliquées pures lorsqu'une sensibilité exagérée de la peau n'y fait pas obstacle: la lavande, le palmarosa et le ravintsara. Toutes les autres doivent être diluées, spécialement celles d'origan, de sarriette et de thym.

- Les remèdes naturels ne se prescrivent pas à des doses fixes, comme dans d'autres thérapies. Leur **dosage** est toujours individualisé et adapté au malade soigné. On l'augmente ou le diminue selon son tempérament et sa vitalité, la progression de la maladie, etc. Les dosages indiqués sont donc des *dosages moyens.* Néanmoins, on ne les augmentera qu'avec prudence.

- La **durée des traitements** n'est pas toujours indiquée, car elle dépend de l'évolution des troubles. De manière générale, elle est toujours limitée dans le temps, spécialement pour les traitements à base d'HE (de 3 ou 4 jours jusqu'à 2 semaines environ).

  Les seuls traitements aux HE qui s'étendent sur plusieurs mois concernent les infections mycosiques au *candida albicans.* Pour éradiquer ce champignon, il faut agir à long terme. Les dosages sont

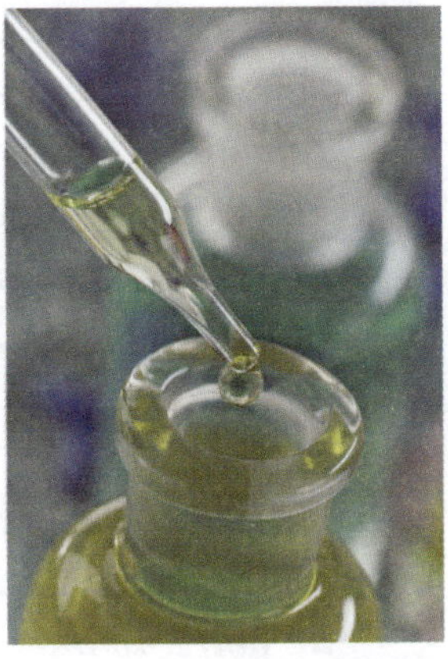

Faites toujours attention au dosage et à la durée de traitement.

adaptés en conséquence, c'est-à-dire revus légèrement à la baisse. Si une sensation de dégoût se manifestait au cours d'un traitement de longue durée, il est bon de changer de remède et d'opter pour des TM, des infusions de plantes, de la propolis ou de l'extrait de pépins de pamplemousse. Ce dernier peut être pris sans inconvénient pendant de très longues périodes (plusieurs mois à une année entière).

➔ *Remarques complémentaires*

1. Le plus tôt le traitement est commencé, le mieux cela vaudra. L'infection n'est pas encore trop étendue et ainsi plus facile à maîtriser.

2. Le sujet de ce livre étant centré sur les antibiotiques naturels, les propositions de traitement ne portent que sur l'emploi de ceux-ci. Tous les autres moyens utiles pour lutter contre les infections, comme le renforcement des défenses immunitaires par la vitamino- et l'oligothérapie, la prise d'anti-inflammatoires et la lutte contre les symptômes douloureux par les cataplasmes et les compresses, etc., ne sont donc pas mentionnés.
   (Lire du même auteur ; *Remèdes de grand-maman, compresses et cataplasmes*, Éditions Jouvence, 2008.)
   On trouvera cependant, dans le chapitre suivant, les lignes directrices à suivre pour corriger le terrain organique, afin de le rendre le plus réfractaire possible aux infections.

3. Un seul conseil général d'hygiène sera donné ici : ***dans toutes les maladies infectieuses, il est indispensable de boire abondamment*** — 2 litres ou plus d'eau ou d'infusion de plantes par jour — pour permettre à l'organisme de bien éliminer les cadavres microbiens et les toxines produites au cours de la maladie.

Infections du tube digestif

Abcès dentaire

Poche de pus dans la gencive dentaire.

HE principales : arbre à thé, lavande
TM principale : Echinacea
Autres : extrait de pépins de pamplemousse

Exemples de traitement :

Voie orale :

- TM Echinacea : 30 à 50 gouttes avec de l'eau, 3 à 5 fois/jour.
- HE arbre à thé : 2 à 3 gouttes pures à appliquer sur l'abcès avec un coton-tige, 3 à 5 fois/jour.

Voie cutanée :

HE lavande : 3 à 5 gouttes dans un peu d'huile d'amande douce, en onction sur l'extérieur de la joue, 3 à 5 fois par jour.

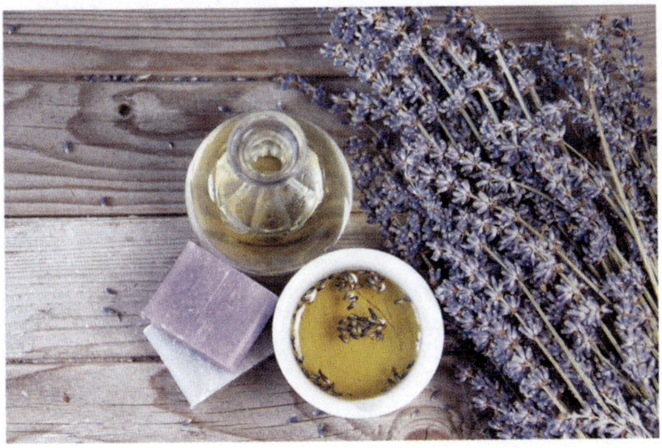

Amibiase

Maladie parasitaire due à des amibes, s'attrapant dans les pays chauds. Se manifeste par de la dysenterie et peut se compliquer de lésions hépatiques.

HE principales: sarriette des montagnes, thym, origan, arbre à thé
TM principale: épine-vinette
Autres: extrait de pépins de pamplemousse

Exemples de traitement A:

Voie orale:

HE sarriette des montagnes (ou thym ou origan): 2 gouttes dans 40 gouttes de Disper + eau, ou du miel, 3 fois/jour, 20 jours. Cure à renouveler.

Voie cutanée:

HE arbre à thé: 5 gouttes dans 1 c. à café d'huile d'amande douce, en onction sur l'abdomen, 3 fois/jour.

Exemples de traitement B:

Voie orale:

TM épine-vinette: 30 gouttes dans de l'eau, 3 fois/jour, avant les repas. Cure d'un mois, à renouveler selon besoin.

Voie cutanée:

HE thym: 1-2 gouttes dans 1 c. à café d'huile d'amande douce, en onction sur l'abdomen, 3 fois/jour.

Aphte

Petite ulcération douloureuse d'origine virale siégeant sur les muqueuses de la bouche (langue, joue...)

HE principales : arbre à thé, ravintsara, palmarosa
TM principale : Echinacea
Autres : propolis, extrait de pépins de pamplemousse

Exemples de traitement A :

Voie orale :

HE palmarosa (ou ravintsara ou arbre à thé) :
3 à 4 gouttes dans 30 gouttes de Disper + eau, ou du miel, 3 fois/jour, pendant une semaine.

Localement :

HE arbre à thé (ou ravintsara) :
1 goutte pure appliquée avec un coton-tige directement sur l'aphte, 2 à 3 fois/jour.

Exemples de traitement B :

Voie orale :

TM Echinacea : 30 à 50 gouttes dans de l'eau, 3 à 5 fois/jour.

Localement :

Propolis : 1 fragment à mâcher longuement, 5 à 6 fois/jour.

Colibacillose intestinale

Infection des intestins (entérite, entérocolite...) par le colibacille Escherichia coli, *hôte normal de l'intestin, mais qui devient virulent lors d'un déséquilibre de la flore intestinale.*

HE principales : thym, niaouli, origan, sarriette, palmarosa
TM principales : busserole, piloselle
Autres : extrait de pépins de pamplemousse

Exemples de traitement A :

Voie orale :

HE thym (ou origan ou sarriette) : 2 à 3 gouttes dans 50 gouttes de Disper + eau, ou du miel, 3 fois/jour, pendant 20 jours. Cure à renouveler.

Voie cutanée :

HE niaouli (ou palmarosa) : 10 gouttes dans 1 c. à café d'huile d'amande douce, en onction sur l'abdomen, 2 fois/jour.

Exemples de traitement B :

Voie orale :

TM busserole (ou piloselle) : 40 gouttes avec de l'eau, 3 fois/jour, avant les repas. Cure d'un mois, à renouveler selon besoin.

Voie cutanée :

HE palmarosa (ou niaouli) : 10 gouttes dans un peu d'huile d'amande douce, en onction sur l'abdomen, 2 fois/jour.

Colite, entérite et gastro-entérite

Infection et inflammation du tube digestif (côlon, intestin grêle, estomac), accompagnées de spasmes douloureux et de diarrhée. Elles peuvent être causées par des bacilles (typhoïde, dysenterie bacillaire), des virus ou des parasites (amibes).

HE principales : arbre à thé, palmarosa, ravintsara, sarriette
TM principale : busserole
Autres : extrait de pépins de pamplemousse

Exemples de traitement A :

Voie orale :

HE arbre à thé (ou sarriette ou palmarosa) :
2 à 3 gouttes dans 40 gouttes de Disper + eau,
3 à 5 fois/jour.

Voie cutanée :

HE ravintsara (ou palmarosa ou arbre à thé) : 10 gouttcs dans 1 c. à café d'huile d'amande douce, en onction sur l'abdomen, 3 à 5 fois/jour.

Exemples de traitement B :

Voie orale :

TM busserole : 30 à 50 gouttes avec de l'eau,
3 à 5 fois/jour, avant et entre les repas.

Voie cutanée :

HE ravintsara (ou palmarosa ou arbre à thé) :
10 gouttes dans 1 c. à café d'huile d'amande douce, en onction sur l'abdomen, 3 à 5 fois/jour.

Diarrhée infectieuse

Émission de selles trop liquides et trop fréquentes, accompagnée de nausées, de douleurs abdominales et de fièvre. Des bactéries, virus, champignons et parasites peuvent en être la cause.

HE principales: origan, niaouli, basilic, arbre à thé, lavande
TM principale: busserole
Autres: extrait de pépins de pamplemousse

Exemples de traitements A:

Voie orale:

HE basilic (ou niaouli ou origan): 2 à 3 gouttes dans 40 gouttes de Disper + eau, ou du miel, 3 à 4 fois/jour.

Voie cutanée:

HE arbre à thé (ou niaouli): 5 gouttes dans 1 c. à café d'huile d'amande douce, en onction sur l'abdomen, 3 à 5 fois/jour.

Exemples de traitements B:

Voie orale:

TM busserole: 40 gouttes dans de l'eau, 3 fois/jour, avant les repas.

Voie cutanée:

HE lavande (ou niaouli ou arbre à thé): 10 gouttes dans 1 c. à café d'huile d'amande douce, en onction sur l'abdomen, 3 à 5 fois/jour.

Gingivite

Infection et inflammation douloureuses des gencives, accompagnées de saignements.

HE principales: arbre à thé, ravintsara, palmarosa
TM principale: Echinacea
Autres: propolis, extrait de pépins de pamplemousse

Exemples de traitements A:

Voie orale:

HE arbre à thé (ou palmarosa): 2 à 3 gouttes dans 30 gouttes de Disper + eau, ou du miel, 3 à 4 fois/jour.

Gargarisme:

HE ravintsara (ou arbre à thé): 2 à 3 gouttes dans 30 gouttes de Disper + eau, à gargariser 20 à 30 secondes, 3 à 5 fois/jour.

Exemples de traitements B:

Voie orale:

- TM Echinacea: 30 à 50 gouttes dans un peu d'eau, 3 à 5 fois/jour, avant et entre les repas.
- Propolis: 1 fragment à mâcher longuement, 5 à 6 fois/jour.

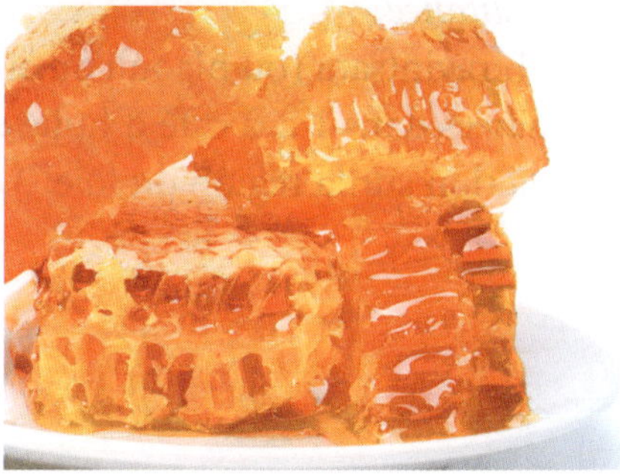

Hépatite virale

Infection et inflammation du foie causées par des virus. ***Suivi médical indispensable!***

HE principales: niaouli, ravintsara, basilic, arbre à thé, origan, sarriette, thym
TM principale: Echinacea
Autres: extrait de pépins de pamplemousse

Exemples de traitements A *(traitement d'appoint):*

Voie orale:

HE niaouli et basilic (ou thym ou origan ou sarriette): 3 gouttes de chaque dans 60 gouttes de Disper+ eau, ou du miel, 3 à 4 fois/jour.

Voie cutanée:

HE ravintsara (ou niaouli ou arbre à thé): 5 gouttes pures ou diluées dans 1 c. à café d'huile d'amande douce, en onction sur la région du foie, 3 à 5 fois/jour.

Exemples de traitements B:

Voie orale:

TM Echinacea: 30 à 50 gouttes avec de l'eau, avant et entre les repas, 4 à 5 fois/jour.

Voie cutanée:

HE ravintsara (ou niaouli ou arbre à thé) 5 gouttes diluées dans 1 c. à café d'huile d'amande douce, en onction sur la région du foie, 3 à 5 fois/jour.

Parasites intestinaux (vers)

Colonisation du milieu intestinal par des vers: ascaris, anguillules, lamblias, oxyures, tænia, trichocéphales…

HE principales: thym, arbre à thé, sarriette, origan
Autres: extrait de pépins de pamplemousse

Exemples de traitements:

Voie orale:

HE thym (ou sarriette ou origan):
2 à 3 gouttes dans 50 gouttes de Disper + eau, ou du miel, 3 fois/jour, pendant 2 semaines.

Voie cutanée:

HE arbre à thé: 5 gouttes diluées dans 1 c. à café d'huile d'amande douce, en onction sur l'abdomen, 3 fois/jour. Cure de 2 semaines, à renouveler après une pause, selon les besoins.

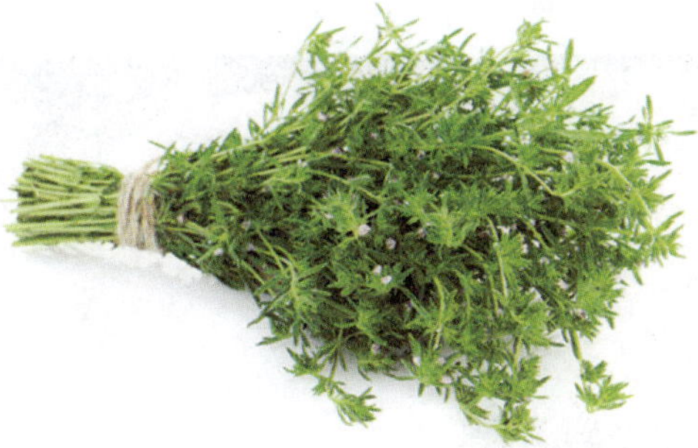

Ulcère d'estomac

Lésion de la muqueuse de l'estomac (ou du duodénum). Les causes peuvent être alimentaires, nerveuses (stress, soucis), mais également dues à la présence d'une bactérie: l'helicobacter pylori.

HE principales: basilic, niaouli, palmarosa, arbre à thé
Autres: extrait de pépins de pamplemousse

Exemple de traitement A:

Voie orale:

HE basilic (ou niaouli ou palmarosa):
3 gouttes dans 30 gouttes de Disper + eau, ou du miel, 3 fois/jour.

Exemple de traitement B:

Voie orale:

Extrait de pépins de pamplemousse:
1 dose quotidienne (= 1/2 goutte d'extrait par kg de poids corporel), en 3 prises, avec de l'eau, 30 à 60 mn avant les repas.

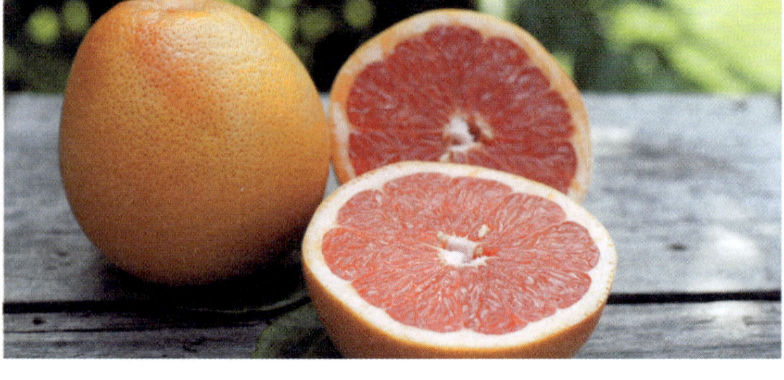

Infections des voies respiratoires et ORL

Angine et pharyngite bactériennes

Infection et inflammation des muqueuses de la gorge avec douleurs, difficultés à déglutir et fièvre. Les ganglions lymphatiques du cou sont gonflés et durs.

HE principales : thym, arbre à thé, sarriette, origan, niaouli
TM principale : Echinacea
Autres : propolis, extrait de pépins de pamplemousse

Exemples de traitements A :

Voie orale :

HE thym et niaouli (ou sarriette ou origan ou arbre à thé) : 1 goutte de chaque dans 30 gouttes de Disper + eau, ou du miel, toutes les 15 mn les 2 premières heures, puis 2 à 3 gouttes de chaque dans 50 gouttes de Disper + eau, ou du miel, 3 fois/jour.

Voie cutanée :

HE niaouli : 3 à 5 gouttes dans 1 c. à café d'huile d'amande douce, en onction sur le cou, toutes les 10 à 15 mn les 2 premières heures, puis 3 fois/jour.

Exemples de traitements B :

Voie orale :

TM Echinacea : 30 à 50 gouttes avec de l'eau, 5 à 6 fois/jour.

Gargarisme :

HE arbre à thé (ou thym ou sarriette ou origan) : 2 gouttes dans 40 gouttes de Disper + eau, à gargariser 20 à 30 sec., puis recracher, toutes les 10 mn les 2 premières heures, puis espacer à 3 à 5 fois/jour.

Angine et pharyngite virales

Infection et inflammation des muqueuses de la gorge avec douleurs, difficultés à déglutir et, parfois, de la fièvre. Les ganglions du cou sont gonflés et durs.

HE principales: ravintsara, palmarosa, eucalyptus radiata et globulus, origan, niaouli, thym
TM principale: Echinacea
Autres: propolis, extrait de pépins de pamplemousse

Exemples de traitements A:

Voie orale:

HE origan et eucalyptus: 1 goutte de chaque dans gouttes de Disper + eau ou du miel, toutes les 15 mn les 2 premières heures, puis 2 à 3 gouttes de chaque, 3 fois/jour, dans du Disper, ou du miel.

Voie cutanée:

HE ravintsara (ou palmarosa): 10 gouttes dans 1 c. à café d'huile d'amande douce, en onction sur le cou. Toutes les 10 à 15 mn les 2 premières heures, puis 3 fois/jour.

Exemples de traitements B:

Voie orale:

TM Echinacea: 50 gouttes dans de l'eau, 3 à 5 fois/jour.

Gargarisme:

HE origan (ou ravintsara ou palmarosa): 2 gouttes dans 40 gouttes de Disper + eau, à gargariser 20 à 30 sec., puis recracher, toutes les 10 mn les 2 premières heures, puis espacer à 3 à 5 fois/jour.

Bronchite bactérienne

Infection et inflammation des bronches accompagnées de toux et de fièvre.

HE principales : sarriette, niaouli, thym, origan, eucalyptus globulus et radiata, palmarosa, arbre à thé
TM principale : Echinacea
Autres : extrait de pépins de pamplemousse

Exemples de traitements A :

Voie orale :

HE sarriette et thym (ou origan ou niaouli) : 2 gouttes de chaque dans 60 gouttes de Disper + eau, ou du miel, 5 fois/jour le premier jour, puis 3 fois/jour.

Voie cutanée :

HE palmarosa (ou arbre à thé ou eucalyptus globulus) : 15 gouttes dans 1 c. à soupe d'huile d'amande douce, en onction thoracique, 3 à 5 fois le premier jour, puis 2 fois/jour.

Perfusion aromatique :

Dès les premiers symptômes : déposer 5 gouttes pures d'HE eucalyptus radiata sur le pli du coude gauche, puis les faire pénétrer à l'aide de la face interne du poignet droit en 5 à 6 mouvements rotatifs. Même opération sur le pli du coude droit. Toutes les 20 mn les 2 premières heures, puis 3 à 5 fois/jour.

Exemples de traitements B :

Voie orale :

- TM Echinacea : 30 gouttes dans de l'eau, 6 fois/jour.
- Extrait de pépins de pamplemousse : 1 dose quotidienne (= 1/2 goutte par kg de poids corporel), en 3 prises, dans 1 verre d'eau.

Perfusion aromatique :

Comme ci-dessus.

Bronchite virale

Infection et inflammation des bronches, accompagnées de toux et de fièvre.

HE principales : ravintsara, palmarosa, eucalyptus globulus et radiata, thym, niaouli
TM principale : Echinacea
Autres : extrait de pépins de pamplemousse

Exemples de traitements A :

Voie orale :

HE ravintsara (ou thym ou niaouli ou eucalyptus globulus) : 3 gouttes dans 30 gouttes de Disper + eau, ou du miel, 3 à 5 fois/jour.

Voie cutanée :

HE eucalyptus radiata (ou palmarosa ou ravintsara) : 10 gouttes dans 1 c. à soupe d'huile d'amande douce, en onction thoracique. 3 fois/jour le premier jour, puis 2 fois/jour.

Perfusion aromatique :

Dès les premiers symptômes : déposer 5 gouttes d'HE niaouli, mélangées à quelques gouttes d'huile d'amande douce, sur le pli du coude gauche, puis les faire pénétrer à l'aide de la face interne du poignet droit en 5 à 6 mouvements rotatifs. Même opération sur le pli du coude droit. Toutes les 20 mn les 2 premières heures, puis 3 à 5 fois/jour.

Exemples de traitements B :

Perfusion aromatique : comme ci-dessus.

Voie orale :

- TM Echinacea : 30 gouttes avec de l'eau, 6 fois/jour.
- Extrait de pépins de pamplemousse : 1 dose quotidienne (= 1/2 goutte par kg de poids corporel), en 3 prises, dans un verre d'eau.

Otite

Infection et inflammation douloureuses de l'intérieur de l'oreille.

HE principales : eucalyptus radiata, thym, lavande, niaouli, arbre à thé, palmarosa, origan
Autres : propolis, extrait de pépins de pamplemousse

Exemples de traitements A :

Voie orale :

HE eucalyptus radiata (ou thym ou origan ou arbre à thé) : 2 à 3 gouttes dans 50 gouttes de Disper + eau, ou du miel, 3 fois/jour.

Voie cutanée :

- HE lavande : 3 à 4 gouttes sur une mèche de coton, à placer dans l'oreille.
- 2 à 3 gouttes de HE lavande (ou niaouli ou palmarosa) dans un peu d'huile d'amande douce, en onction autour de l'oreille. À répéter 3 à 4 fois/jour.

Exemples de traitements B :

Voie orale :

Propolis : 1 fragment à mâcher longuement, 5 à 6 fois/jour.

Voie cutanée :

- HE lavande : 1 à 2 gouttes sur une mèche de coton, à placer dans l'oreille.
- 2 à 3 gouttes HE palmarosa (ou niaouli) dans un peu d'huile d'amande douce, en onction autour de l'oreille. À répéter 3 à 4 fois/jour.

Rhume (rhinite, rhinopharyngite)

Infection et inflammation des muqueuses nasales par un virus.

HE principales : thym, eucalyptus radiata, lavande, ravintsara, palmarosa, niaouli
TM principale : Echinacea
Autres : propolis, extrait de pépins de pamplemousse

Exemples de traitements A :

Voie orale :

HE thym (ou eucalyptus radiata ou niaouli) :
2 à 3 gouttes dans 50 gouttes de Disper + eau, ou du miel, 3 à 5 fois/jour.

Perfusion aromatique :

Dès les premiers symptômes : déposer 5 gouttes pures d'HE ravintsara (ou palmarosa ou eucalyptus radiata ou lavande) sur le pli du coude gauche, puis les faire pénétrer à l'aide de la face interne du poignet droit en 5 à 6 mouvements rotatifs. Même opération sur le pli du coude droit. Toutes les 20 mn les 2 premières heures, puis 3 fois/jour.

Exemples de traitements B :

Voie orale :

- Propolis : fragments à mâcher longuement, 5 à 6 fois/jour.
- TM Echinacea : 30 à 50 gouttes avec de l'eau, 3 à 5 fois/jour.

Perfusion aromatique :

Comme ci-dessus, 3 à 5 fois/jour.

Sinusite

Infection (virale ou bactérienne) et inflammation de la muqueuse tapissant les sinus de la face, c'est-à-dire les cavités qui se trouvent dans les os qui entourent les fosses nasales et qui communiquent avec elles.

HE principales : thym, niaouli, lavande, ravintsara, eucalyptus globulus
Autres : propolis

Exemples de traitements A :

Voie orale :

HE niaouli (ou eucalyptus globulus ou thym) :
2 à 3 gouttes dans 50 gouttes de Disper + eau, ou du miel, 3 fois/jour, pendant 15 jours. À renouveler.

Voie cutanée :

HE lavande (ou ravintsara ou eucalyptus globulus) :
2 à 3 gouttes dans un peu d'huile d'amande douce, en onction sur le front et autour du nez.

➔ **Attention aux yeux !**

Exemples de traitements B :

Voie orale :

Propolis : 1 fragment à mâcher longuement, 3 à 4 fois/jour.

Voie cutanée :

HE ravintsara (ou lavande ou eucalyptus globulus) dans un peu d'huile d'amande douce, en onction sur le front et autour du nez.

➔ **Attention aux yeux !**

Infections des voies urinaires

Colibacillose urinaire

Infection des voies urinaires par le colibacille escherichia coli, *hôte normal de l'intestin, mais qui devient virulent lors de déséquilibre de la flore intestinale. En migrant vers les voies urinaires, il peut engendrer des cystites, des pyélites ou des pyélonéphrites.*

HE principales : thym, niaouli, origan, sarriette, palmarosa
TM principales : busserole, piloselle
Autres : extrait de pépins de pamplemousse

Exemples de traitements A :

Voie orale :

HE thym (ou origan ou sarriette) : 2 à 3 gouttes dans 40 gouttes de Disper + eau, ou du miel, 3 à 4 fois/jour.

Voie cutanée :

HE palmarosa (ou niaouli) : 5 à 10 gouttes pures ou mélangés à 1 c. à café d'huile d'amande douce, en onction sur le bas-ventre, à la hauteur de la vessie, 2 à 3 fois/jour, pendant 15 jours. À renouveler.

Exemples de traitements B :

Voie orale :

TM busserole (ou piloselle) : 30 à 50 gouttes dans de l'eau, 3 fois/jour, avant les repas (5 fois en phase aiguë).

Voie cutanée :

HE niaouli (ou palmarosa) : 10 gouttes dans 1 c. à café d'huile d'amande douce, en onction sur le bas-ventre, à la hauteur de la vessie, 2 à 3 fois/jour, pendant 15 jours. À renouveler.

Remarque générale:
lors d'infections urinaires, il est impératif de boire de l'eau ou des infusions de plantes en abondance (plusieurs litres par jour) pour débarrasser les voies urinaires des microbes et toxines!

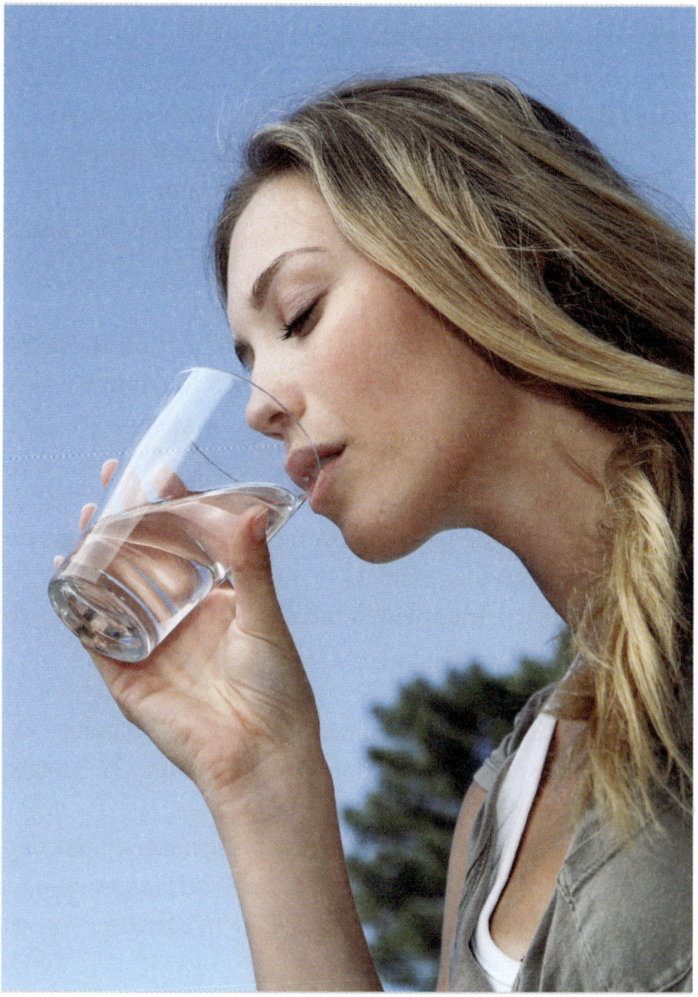

Cystite

Infection et inflammation douloureuses de la vessie par des bactéries, des champignons (candida albicans), *etc.*

HE principales : origan, thym, sarriette, eucalyptus globulus, niaouli, lavande, palmarosa
TM principales : piloselle, busserole
Autres : propolis, extrait de pépins de pamplemousse

Exemples de traitements A :

Voie orale :

- HE origan et sarriette (ou thym ou eucalyptus globoulus ou niaouli) : 2 gouttes de chaque dans 40 gouttes de Disper + eau, ou du miel, 3 à 5 fois/jour.
- TM piloselle (ou busserole) : 50 gouttes dans de l'eau, 3 à 5 fois/jour.

Voie cutanée :

HE lavande : 5 à 10 gouttes pures en onction sur le bas-ventre, à la hauteur de la vessie, 3 à 5 fois/jour.

Exemples de traitements B :

Voie orale :

- TM busserole (ou piloselle) : 30 à 50 gouttes dans de l'eau, 3 à 6 fois/jour.
- Propolis : 1 fragment, à mâcher longuement, 5 à 6 fois par jour.

Voie cutanée :

HE palmarosa : 5 à 10 gouttes dans 1 c. à café d'huile d'amande douce, en onction sur le bas-ventre, 3 à 5 fois/jour.

***Remarque générale :** lors d'infections urinaires, il est impératif de boire de l'eau ou des infusions de plantes en abondance (plusieurs litres par jour) pour débarrasser les voies urinaires des microbes et toxines !*

Néphrite (pyélonéphrite)

Infection des reins.

HE principales : origan, thym, sarriette, eucalyptus globulus, niaouli, lavande, palmarosa
TM principales : piloselle, busserole
Autres : extrait de pépins de pamplemousse

Exemples de traitements A :

Voie orale :

HE thym et origan (ou sarriette ou niaouli ou palmarosa) : 1 à 2 gouttes de chaque dans 50 gouttes de Disper + eau, ou du miel, 3 à 5 fois/jour.

Perfusion aromatique :

Dès les premiers symptômes : déposer 5 gouttes pures d'HE niaouli (ou palmarosa ou lavande ou eucalyptus globulus) sur le pli du coude gauche, puis les faire pénétrer à l'aide de la face interne du poignet droit en 5 à 6 mouvements rotatifs. Même opération sur le pli du coude droit. Toutes les 20 mn les 2 premières heures, puis 3 à 5 fois/jour.

Exemples de traitements B :

Voie orale :

TM busserole (ou piloselle) : 30 à 50 gouttes avec de l'eau, 3 à 5 fois/jour.

Voie cutanée :

HE niaouli et palmarosa (ou eucalyptus globulus ou lavande) : 3 gouttes de chaque dans 1 c. à café d'huile d'amande douce, en onction dorsale, à la hauteur des reins (sous les dernières côtes), 3 à 5 fois/jour.

Perfusion aromatique :

Comme expliqué ci-dessus.

Urétrite

Infection et inflammation du canal excréteur de la vessie.

HE principales : niaouli, arbre à thé, palmarosa, thym, origan, sarriette
TM principales : busserole
Autres : extrait de pépins de pamplemousse

Exemples de traitements A :

Voie orale :

HE thym (ou niaouli ou arbre à thé ou origan) : 2 à 3 gouttes dans 40 gouttes de Disper + eau, ou du miel, 3 fois/jour, pendant 20 jours.

Perfusion aromatique :

Déposer 5 gouttes d'HE arbre à thé (ou niaouli) pures ou diluées dans 1 c. à café d'huile d'amande douce sur le pli du coude gauche, puis les faire pénétrer à l'aide de la face interne du poignet droit en 5 à 6 mouvements rotatifs. Même opération sur le pli du coude droit, 2 à 3 fois/jour.

Exemples de traitements B :

Voie orale :

TM busserole : 30 à 50 gouttes avec de l'eau, 3 à 5 fois/jour, avant et entre les repas.

Perfusion aromatique :

Déposer 5 gouttes de HE palmarosa (ou arbre à thé ou niaouli) pures ou diluées dans un peu d'huile d'amande douce sur le pli du coude gauche, puis les faire pénétrer à l'aide de la face interne du poignet droit en 5 à 6 mouvements rotatifs. Même opération sur le pli du coude droit, 2 à 3 fois/jour.

***Remarque générale :** lors d'infections urinaires, il est impératif de boire de l'eau ou des infusions de plantes en abondance (plusieurs litres par jour) pour débarrasser les voies urinaires des microbes et toxines !*

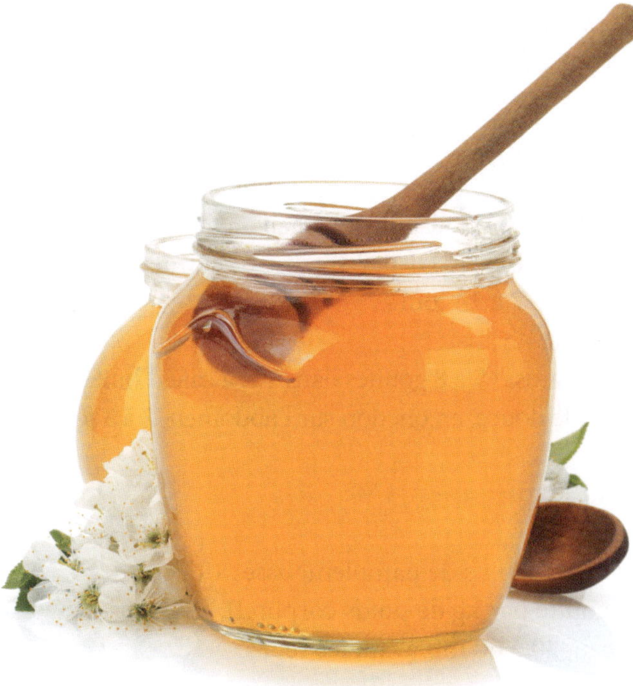

Infections génitales de la femme

Cervicite, métrite, salpingite, vulvite et vaginite

Infections bactériennes d'une partie ou d'une autre de la sphère gynécologique féminine, se traduisant par de l'inflammation, des irritations et des pertes blanches.

HE principales : arbre à thé, niaouli, palmarosa, origan, thym
TM principale : Echinacea
Autres : extrait de pépins de pamplemousse

Exemples de traitements A :

Voie orale :

HE arbre à thé (ou niaouli ou origan ou thym) : 2 à 3 gouttes dans 30 gouttes de Disper + eau, ou du miel, 3 fois/jour, par cure de 7 à 14 jours.

Voie cutanée :

HE palmarosa : 5 à 8 gouttes dans 1 c. à café d'huile d'amande douce, en onction sur l'abdomen, 2 à 3 fois/jour.

Exemples de traitements B :

Voie orale :

Extrait de pépins de pamplemousse : 1 dose (= 1 goutte par kg de poids corporel), en 3 prises, avec de l'eau, 30 à 60 mn avant les repas.

Voie externe :

Extrait de pépins de pamplemousse : lavement vaginal à effectuer avec 1 à 3 gouttes dans 2,5 dl d'eau tiède.

Bien remuer pour diluer correctement l'extrait dans l'eau et éviter l'agression des muqueuses, 1 à 2 fois/jour.

Herpès génital

Maladie cutanée d'origine virale, caractérisée par l'apparition de petites vésicules groupées sur fond de rougeur sur les organes génitaux.

HE principales : niaouli, ravintsara, arbre à thé, palmarosa, lavande, basilic, origan, thym
TM principale : Echinacea
Autres : extrait de pépins de pamplemousse

Exemples de traitements A :

Voie orale :

HE niaouli (ou basilic ou origan ou thym) : 3 à 4 gouttes dans 40 gouttes de Disper + eau, ou du miel, 3 fois/jour.

Voie cutanée :

HE ravintsara (ou lavande ou arbre à thé) :
5 à 8 gouttes dans un peu d'huile d'amande douce, en onction sur le bas-ventre (entre le nombril et le pubis), 1 à 3 fois/jour.

Exemples de traitements B :

Voie orale :

Extrait de pépins de pamplemousse : 1 dose/jour (= 1 goutte par kg de poids corporel), en 3 prises, avec de l'eau, 30 à 60 mn avant les repas.

Voie externe :

Extrait de pépins de pamplemousse : lavement vaginal, à effectuer avec 1 à 3 gouttes dans 2,5 dl d'eau tiède. Bien remuer pour diluer correctement l'extrait dans l'eau et éviter l'agression des muqueuses, 1 à 2 fois/jour.

Mycose génitale

Infection des voies génitales par un champignon (candida albicans *ou autre), accompagnée de démangeaisons, d'inflammations et de pertes blanches.*

HE principales : arbre à thé, sarriette, niaouli, eucalyptus globulus, origan, palmarosa
TM principales : Echinacea, épine-vinette
Autres : extrait de pépins de pamplemousse

Exemples de traitements A :

Voie orale :

HE arbre à thé (ou sarriette ou niaouli ou eucalyptus globulus ou origan ou palmarosa) : 3 gouttes dans 40 gouttes de Disper + eau, ou du miel, 3 fois/jour.

Voie cutanée :

HE palmarosa (ou arbre à thé ou niaouli ou eucalyptus globulus) : 5 à 8 gouttes dans 1 c. à café d'huile d'amande douce, en onction sur l'abdomen, 1 à 3 fois/jour.

Exemples de traitements B :

Voie orale :

TM épine-vinette : 30 à 50 gouttes dans un peu d'eau, 3 fois/jour, avant les repas.

Voie externe :

Extrait de pépins de pamplemousse : lavement vaginal à effectuer avec 1 à 3 gouttes dans 2,5 dl d'eau tiède. Bien remuer pour diluer correctement l'extrait dans l'eau et éviter l'agression des muqueuses, 1 à 2 fois/jour.

Infections génitales de l'homme

Herpès génital

Maladie cutanée d'origine virale, caractérisée par l'apparition de petites vésicules groupées sur fond de rougeurs sur les organes génitaux.

HE principales : niaouli, ravintsara, arbre à thé, thym, palmarosa, lavande, basilic, origan
TM principale : Echinacea
Autres : extrait de pépins de pamplemousse

Exemples de traitements A :

Voie orale :

HE thym (ou origan ou niaouli ou basilic) : 2 à 3 gouttes dans 50 gouttes de Disper + eau, ou du miel, 3 fois/jour.

Voie externe :

HE arbre à thé (ou ravintsara ou lavande ou palmarosa) : 5 à 8 gouttes diluées dans 1 c. à café d'huile d'amande douce, en onction sur le bas-ventre (entre le nombril et le pubis).

Exemples de traitements B :

Voie orale :

TM Echinacea : 30 gouttes dans un peu d'eau, 5 à 6 fois/jour.

Voie externe :

Extrait de pépins de pamplemousse : 1 à 3 gouttes dans 2,5 dl d'eau tiède. Bien remuer pour diluer correctement l'extrait dans l'eau et éviter l'agression des muqueuses. Baigner les zones atteintes dans le mélange, 1 à 2 fois/jour.

Mycose génitale

*Infection du gland par un champignon (*candida albicans *ou autre), accompagnée de rougeurs et de démangeaisons.*

HE principales : arbre à thé, sarriette, niaouli, origan, eucalyptus globulus, palmarosa
TM principales : Echinacea, épine-vinette
Autres : extrait de pépins de pamplemousse

Exemples de traitements A :

Voie orale :

HE arbre à thé (ou sarriette ou niaouli ou origan) : 2 à 3 gouttes dans 40 gouttes de Disper + eau, ou du miel, 3 fois/jour.

Voie cutanée :

HE palmarosa (ou eucalyptus globulus ou arbre à thé) : 5 à 8 gouttes dans 1 c. à café d'huile d'amande douce, en onction sur le bas-ventre.

Exemples de traitements B :

Voie orale :

Extrait de pépins de pamplemousse : 1 dose/jour (= 1 goutte par kg de poids corporel), en 3 prises, avec de l'eau, 30 à 60 mn avant les repas.

Voie cutanée :

Extrait de pépins de pamplemousse : 1 à 3 gouttes dans 2,5 dl d'eau tiède. Bien remuer pour diluer correctement l'extrait dans l'eau et éviter l'agression des muqueuses. Baigner la zone atteinte dans le mélange, 1 à 2 fois/jour.

Orchi-épididymite aiguë

Infection bactérienne d'un testicule et de ses annexes, avec ou sans urétrite.

HE principales : thym, niaouli, arbre à thé, origan, sarriette
TM principale : Echinacea
Autres : extrait de pépins de pamplemousse

Exemples de traitements A :

Voie orale :

HE thym (ou origan ou sarriette) : 3 gouttes dans 50 gouttes de Disper + eau, ou du miel, 3 fois/jour.

Voie cutanée :

HE arbre à thé (ou niaouli) : 5 à 8 gouttes dans 1 c. à café d'huile d'amande douce en onction sur le bas-ventre (entre le nombril et le pubis), 2 à 3 fois/jour.

Exemples de traitements B :

Voie orale :

TM Echinacea : 30 gouttes dans de l'eau, 5 fois/jour.

Voie cutanée

Extrait de pépins de pamplemousse : 1 à 3 gouttes dans 1 c. à café d'huile d'amande douce. Bien remuer pour diluer correctement l'extrait dans l'huile et éviter l'agression des muqueuses, en application externe sur la zone à traiter, 2 fois/jour.

Prostatite

Infection et inflammation de la prostate.

HE principales : niaouli, basilic, sarriette, palmarosa, arbre à thé, thym
TM principales : busserole
Autres : extrait de pépins de pamplemousse

Exemples de traitements A :

Voie orale :

HE niaouli (ou thym ou sarriette ou basilic) :
2 à 3 gouttes dans 40 gouttes de Disper + eau, ou du miel, 3 à 5 fois/jour.

Voie cutanée :

HE palmarosa (ou arbre à thé ou niaouli) :
4 à 5 gouttes dans un peu d'huile d'amande douce, en onction sur le bas-ventre (entre le nombril et le pubis), 3 à 5 fois/jour.

Exemples de traitements B :

Voie orale :

TM busserole : 30 à 50 gouttes dans de l'eau, 3 à 5 fois/jour.

Voie cutanée :

HE arbre à thé (ou niaouli ou palmarosa ou lavande) :
5 gouttes dans 1 c. à café d'huile d'amande douce, en onction sur le bas-ventre, 3 à 5 fois/jour.

Infections de la peau

Acné

Hypersécrétion des glandes sébacées lors de l'adolescence, à laquelle se surajoute parfois une infection.

HE principales : palmarosa, thym, arbre à thé, niaouli
TM principales : bardane, Echinacea
Autres : extrait de pépins de pamplemousse

Exemples de traitements A :

Voie orale :

HE palmarosa (ou arbre à thé ou niaouli) : 3 gouttes dans 30 gouttes de Disper + eau, ou du miel, 3 fois/jour, pendant 3 semaines.

Voie cutanée

2 gouttes HE thym dans 1 c. à café d'huile d'amande douce. Bien mélanger et appliquer 1 à 2 gouttes avec un coton-tige sur les boutons.

Exemples de traitements B :

Voie orale :

TM busserole (ou Echinacea) : 30 à 50 gouttes, 3 fois/jour avec un peu d'eau, avant les repas.

Voie cutanée :

TM bardane : 50 à 100 gouttes pures sur de la ouate, en compresse pendant 15 mn, 1 à 2 fois/jour.

Furoncle

Infection des glandes sébacées par un staphylocoque doré.

HE principales : eucalyptus globulus, niaouli, lavande
TM principales : bardane, Echinacea
Autres : propolis, extrait de pépins de pamplemousse

Exemples de traitements A :

Voie orale :

HE eucalyptus globulus (ou niaouli ou lavande) : 3 à 5 gouttes dans 40 gouttes de Disper + eau, ou du miel, 3 fois/jour. Cure de 20 jours.

Voie cutanée :

TM Echinacea (ou bardane) : 50 gouttes pures sur de la ouate en compresse, 30 mn, 3 fois/jour.

Exemples de traitements B :

Voie orale :

Extrait de pépins de pamplemousse : 1 dose/jour (1 goutte par kg de poids), en 3 prises, avec de l'eau.

Voie cutanée :

- Propolis : 1 fragment, à aplatir et à malaxer pour en faire un minicataplasme de dimension suffisante pour couvrir le furoncle. L'appliquer pendant 30 mn en le maintenant bien pressé contre la peau, 2 à 3 fois/jour.
- HE lavande (ou niaouli) : 1 goutte pure sur le furoncle, à l'aide d'un coton-tige.

Herpès de la face (bouche et nez)

Maladie cutanée d'origine virale, caractérisée par l'apparition de petites vésicules groupées sur fond de rougeur autour de la bouche et du nez.

HE principales: niaouli, ravintsara, arbre à thé, palmarosa, lavande, basilic, origan, thym
TM principale: Echinacea
Autres: extrait de pépins de pamplemousse

Exemples de traitements A:

Voie orale:

HE niaouli (ou ravintsara ou arbre à thé ou lavande):
3 gouttes dans 30 gouttes de Disper + eau, ou du miel,
3 fois/jour, pendant 3 semaines.

Voie cutanée:

HE ravintsara (ou lavande): 1 à 2 gouttes pures,
à appliquer avec un coton-tige.

Exemples de traitements B:

Voie orale:

TM Echinacea: 30 à 50 gouttes avec de l'eau,
3 à 5 fois/jour.

Voie cutanée:

Extrait de pépins de pamplemousse:
4 à 6 gouttes dans 1 c. à café d'huile d'amande douce,
3 fois/jour, avec un coton-tige.

➔ **Les applications d'HE ou d'extrait de pépins de pamplemousse effectuées dès les premiers symptômes permettent souvent de couper l'éclosion de l'herpès.**

Impétigo (gourme)

Infection cutanée due à des staphylocoques ou des streptocoques, touchant particulièrement le visage. L'infection se caractérise par la formation de pustules qui s'étendent et se recouvrent de croûtes jaunâtres.

HE principales: lavande, origan, thym, niaouli, palmarosa, eucalyptus globulus
TM principale: bardane, Echinacea
Autres: extrait de pépins de pamplemousse

Exemples de traitements A:

Voie orale:

HE niaouli (ou eucalyptus globulus ou thym): 1 à 3 gouttes dans 40 gouttes de Disper + eau, ou du miel, 3 fois/jour.

Voie cutanée:

HE lavande (ou palmarosa): 5 gouttes dans 1 c. à café d'huile d'amande douce, en onction, 2 à 3 fois/jour.

Perfusion aromatique:

Dès les premiers symptômes: déposer 5 gouttes pures d'HE niaouli (ou palmarosa ou lavande ou eucalyptus globulus) sur le pli du coude gauche, puis les faire pénétrer à l'aide de la face interne du poignet droit en 5 à 6 mouvements rotatifs. Même opération sur le pli du coude droit. Toutes les 20 mn les 2 premières heures, puis 3 fois/jour.

Exemples de traitements B:

Voie orale:

Extrait de pépins de pamplemousse: 1 dose/jour (= 1 goutte par kg de poids corporel), en 3 prises, avec de l'eau.

Voie cutanée:

TM bardane: 50 à 100 gouttes pures sur de la ouate, en compresse, pendant 30 mn, 3 fois/jour.

Mycose cutanée

Colonisation de la peau par un champignon, le plus souvent entre les orteils (pied d'athlète). Provoque des démangeaisons et des crevasses douloureuses.

HE principales : palmarosa, thym, eucalyptus globuleux, arbre à thé, lavande
TM principales : Echinacea, bardane
Autres : extrait de pépins de pamplemousse

Exemples de traitements A :

Voie orale :

HE thym (ou eucalyptus globulus ou arbre à thé) : 3 gouttes dans 40 gouttes de Disper + eau, ou du miel, 3 fois/jour.

Voie cutanée :

HE palmarosa (ou lavande ou eucalyptus) :
5 à 10 gouttes dans 1 c. à café d'huile d'amande douce, bien remuer, en onction, 2 fois/jour.

Exemples de traitements B :

Voie orale :

Extrait de pépins de pamplemousse : 1 dose/jour (= 1 goutte par kg de poids corporel), en 3 prises, avec de l'eau, 30 à 60 mn avant les repas.

Voie cutanée :

Extrait de pépins de pamplemousse :
10 à 20 gouttes mélangées dans un peu d'huile d'amande douce, bien remuer, 2 à 3 onctions/jour.

Exemple de traitement C :

Mycose sous l'ongle :

Extrait de pépins de pamplemousse : 1 goutte pure directement de la bouteille sur la région à traiter, 2 fois/jour.

➔ **Attention : ne pas laisser couler sur la peau saine !**

Panaris

Infection localisée sur un doigt ou sur le pourtour d'un ongle, avec formation de pus.

HE principales: lavande, arbre à thé, niaouli, palmarosa, eucalyptus globulus
TM principales: bardane, Echinacea
Autres: extrait de pépins de pamplemousse

Exemples de traitements A:

Voie orale:

HE niaouli (ou arbre à thé ou eucalyptus globulus): 2 à 3 gouttes dans 30 gouttes de Disper + eau, ou du miel, 3 fois/jour.

Voie cutanée:

Extrait de pépins de pamplemousse: 2 à 3 gouttes dans 1 c. à café d'huile d'amande douce, en onction sur toute l'extrémité du doigt, 2 à 3 fois/jour.

Exemple de traitements B:

Voie orale:

- TM Echinacea: 30 gouttes dans de l'eau, 5 fois/jour.
- HE lavande (ou arbre à thé ou niaouli ou palmarosa ou eucalyptus globulus): 1 à 2 gouttes pures ou très peu diluées dans de l'huile d'amande douce, en onction sur la zone à traiter, 3 à 5 fois/jour.

Plaies superficielles

Les écorchures, coupures, piqûres d'insectes et morsures sont des portes ouvertes pour les microbes. Il est conseillé de les traiter rapidement pour éviter toute infection.

HE principales : lavande, ravintsara, arbre à thé
TM principales : Echinacea, bardane
Autres : extrait de pépins de pamplemousse

Exemple de traitement A :

Voie externe :

HE lavande (ou ravintsara ou arbre à thé) :
1 à 2 gouttes (ou plus, selon l'étendue de la zone à traiter) pures ou faiblement diluées avec un peu d'huile d'amande douce, en onction, 2 à 3 fois/jour.

Exemple de traitement B :

Voie externe :

TM Echinacea (ou bardane) : 10 à 50 gouttes (selon l'étendue de la zone à traiter) pures ou diluées dans très peu d'eau, sur de la ouate, en compresse, 2 à 3 fois/jour.

Exemple de traitement C :

Voie externe :

Extrait de pépins de pamplemousse : 1 à 2 gouttes diluées dans 1 c. à soupe d'eau, bien remuer, 2 à 3 fois/jour sur de la ouate, en compresse.

Ulcère variqueux

Lésion cutanée suppurante qui a pour point de départ une varice; avant tout exsudatif, mais peut s'infecter.

HE principales: lavande, arbre à thé, niaouli, palmarosa, thym, eucalyptus globulus
TM principales: bardane, Echinacea
Autres: extrait de pépins de pamplemousse

Exemples de traitements A:

Voie orale:

HE thym (ou niaouli ou arbre à thé ou eucalyptus globulus): 3 gouttes dans 40 gouttes de Disper + eau, ou du miel, 3 fois/jour.

Voie cutanée:

HE lavande (ou arbre à thé ou palmarosa): 5 à 8 gouttes dans 1 c. à soupe d'huile d'amande douce, en onction sur les zones atteintes, 2 fois/jour.

Exemples de traitements B:

Voie orale:

TM bardane: 50 gouttes avec de l'eau, 3 fois/jour.

Voie cutanée:

TM Echinacea: 100 gouttes dans un verre d'eau tiède, en compresse sur la région à traiter, 3 à 5 fois/jour.

Verrue

Petite tumeur bénigne de la peau, d'origine virale.

HE principales: arbre à thé, sarriette, thym, ravintsara
Autres: extrait de pépins de pamplemousse

Exemple de traitement A:

Voie externe:

HE arbre à thé (ou sarriette ou thym ou ravintsara):
1 goutte pure sur la verrue avec un coton-tige, 2 à 4 fois/jour.

Exemple de traitement B:

Voie externe:

Extrait de pépins de pamplemousse: 1 goutte pure à appliquer sur la verrue directement de la bouteille, 2 fois/jour.

➔ **Ne pas laisser couler sur la peau saine!**

Zona

Affection d'origine virale, caractérisée par une éruption de petites vésicules sur le trajet d'un nerf sensitif, le plus souvent sur le thorax ou vers les yeux. Des douleurs faibles à très vives peuvent en résulter.

HE principales : ravintsara, palmarosa, lavande, thym, sarriette, origan
TM principale : Echinacea
Autres : extrait de pépins de pamplemousse

Exemples de traitements A :

Voie orale :

HE sarriette (ou thym ou origan ou palmarosa ou lavande) : 3 gouttes dans 30 gouttes de Disper + eau, ou du miel, 5 fois/jour au début, puis 3 fois/jour, 2 à 3 semaines.

Voie cutanée (zona thoracique seulement) :

HE ravintsara (ou palmarosa ou thym ou lavande ou sarriette ou origan) : 5 gouttes dans à 1 c. à café d'huile d'amande douce en onction, 5 fois/jour. Selon l'évolution, espacer jusqu'à guérison complète.

Perfusion aromatique :

Dès les premiers symptômes : déposer 5 gouttes pures d'HE niaouli (ou palmarosa ou lavande) sur le pli du coude gauche, puis les faire pénétrer à l'aide de la face interne du poignet droit en 5 à 6 mouvements rotatifs. Même opération sur le pli du coude droit. Toutes les 20 mn les 2 premières heures, puis 3 fois/jour.

Exemples de traitements B :

Voie orale :

TM Echinacea : 30 gouttes dans un peu d'eau, 4 à 6 fois fois/jour.

Voie cutanée (zona thoracique seulement) :

Extrait de pépins de pamplemousse : 10 gouttes dans 1 c. à café d'huile d'amande douce, bien remuer, en onction sur les zones atteintes, 2 fois/jour, 2 à 3 semaines.

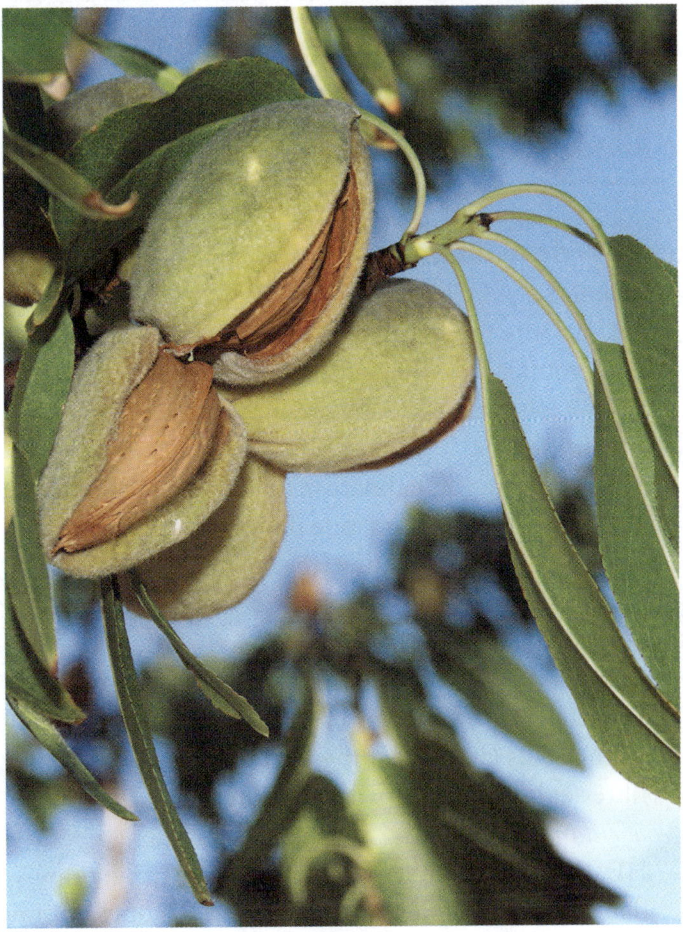

Général

Adénite

Infection et inflammation des ganglions lymphatiques qui gonflent et deviennent douloureux.

HE principales : sarriette, eucalyptus globulus, palmarosa, niaouli, ravintsara
TM principale : Echinacea
Autres : lapacho, extrait de pépins de pamplemousse

Exemples de traitements A :

Voie orale :

HE sarriette (ou eucalyptus globulus ou palmarosa) : 2 à 3 gouttes dans 30 gouttes de Disper + eau, ou du miel, 3 fois/jour, pendant 10 jours.

Voie cutanée :

HE ravintsara (ou palmarosa ou niaouli) : 5 gouttes dans 1 c. à café d'huile d'amande douce, en onction sur la chaîne ganglionnaire infectée, 3 à 5 fois/jour.

Exemples de traitements B :

Voie orale :

Lapacho : 2 c. à soupe rases pour 1 litre d'eau, bouillir 15 mn, puis laisser frémir à feu doux pendant 10 mn, filtrer et boire au cours de la journée.

Voie cutanée :

HE palmarosa (ou niaouli ou ravintsara) : 5 gouttes dans un peu d'huile d'amande douce, en onction sur la chaîne ganglionnaire atteinte, 3 à 5 fois/jour.

Candidose

Affection due au candida albicans, *un champignon microscopique normalement présent dans le corps humain, mais qui, en se multipliant de manière pathologique, engendre une multitude de troubles: mycoses de la peau (eczéma, impétigo, perlèche, pied d'athlète), des muqueuses (muguet), des organes génitaux (vulvo-vaginite, balnite), du tube digestif (ballonnement, diarrhée, entérite), etc., accompagnées selon les cas d'une fatigue chronique, d'un état dépressif et de spasmophilie.*

HE principales: arbre à thé, sarriette, niaouli, eucalyptus globulus, origan, palmarosa
TM principales: Echinacea, épine-vinette
Autres: extrait de pépins de pamplemousse

Exemples de traitements A:

Voie orale:

HE sarriette et niaouli et eucalyptus globulus: 1 goutte de chaque dans 30 gouttes de Disper + eau, ou du miel, 3 fois/jour, pendant 15 jours. Cure à renouveler en changeant les HE.

Perfusion aromatique:

Déposer 5 gouttes pures HE niaouli (ou palmarosa) sur le pli du coude gauche, puis les faire pénétrer à l'aide de la face interne du poignet droit en 5 à 6 mouvements rotatifs. Même opération sur le pli du coude droit, 3 fois/jour.

Exemples de traitements B:

Voie orale:

- Extrait de pépins de pamplemousse: pour éviter de surmener les organes (foie, reins…) responsables de l'élimination des *candida albicans* morts, débuter avec 3 gouttes dans de l'eau, 3 fois/jour. Selon les réactions, augmenter très progressivement jusqu'à une dose quotidienne (= 1 goutte par kg de poids corporel), toujours en 3 prises. Cure sur 3 à 4 mois, à renouveler après une pause, si nécessaire, ou en alternant avec la proposition thérapeutique A.

- TM Echinacea : 30 gouttes dans de l'eau, 5 fois/jour.

Perfusion aromatique :

Comme indiqué ci-dessus.

Grippe

Infection virale des voies respiratoires hautes, accompagnée d'un mal-être général, de douleurs dans tout le corps et de fièvre. Maladie très contagieuse.

HE principales : ravintsara, eucalyptus radiata, niaouli, origan, palmarosa, thym
TM principale : Echinacea
Autres : extrait de pépins de pamplemousse

Exemples de traitements A :

(dès les premiers symptômes)

Voie orale :

HE niaouli (ou origan ou thym) : 5 gouttes diluées dans 40 gouttes de Disper + eau, ou du miel, 5 fois le 1er jour, puis 3 fois/jour.

Voie cutanée :

HE palmarosa (ou ravintsara ou eucalyptus radiata) : 5 à 10 gouttes dans 1 c. à café d'huile d'amande douce, en onction sur le thorax.

Perfusion aromatique:

Déposer 5 gouttes pures d'HE ravintsara (ou niaouli ou palmarosa ou eucalyptus radiata) sur le pli du coude gauche, puis les faire pénétrer à l'aide de la face interne du poignet droit en 5 à 6 mouvements rotatifs. Même opération sur le pli du coude droit. Toutes les 20 mn les 2 premières heures, puis 3-5 fois/jour.

Exemples de traitements B:

(dès les premiers symptômes)

Voie orale:

TM Echinacea: 40 gouttes dans de l'eau, 5 fois le 1er jour, puis 3 fois/jour.

Voie cutanée:

HE ravintsara et eucalyptus radiata (ou palmarosa ou niaouli): 5 gouttes de chaque dans 1 c. à café d'huile d'amande douce, en onction sur le thorax.

Remarque: *Les traitements décrits ici peuvent aussi être utilisés pour la prévention en cas d'épidémie.*

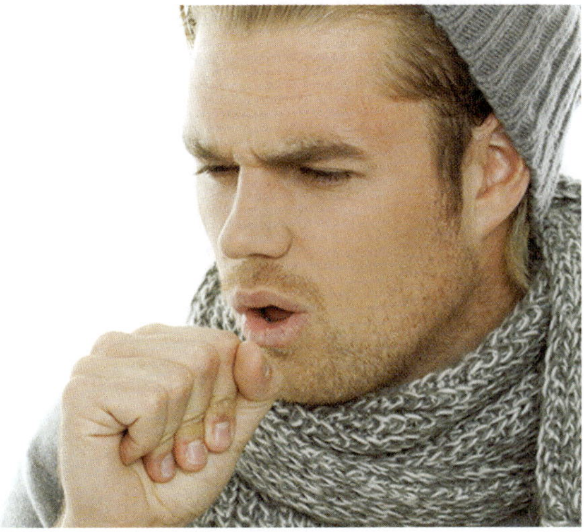

Mononucléose infectieuse

Infection d'origine virale, caractérisée par une forte augmentation du taux sanguin des monocytes. S'accompagne, selon les cas, de fièvre, d'angine, de gonflement des ganglions lymphatiques et de la rate.

HE principales: ravintsara, eucalyptus radiata, basilic, arbre à thé, niaouli, origan, thym
Autres: extrait de pépins de pamplemousse

Exemples de traitements A:

Voie orale:

HE basilic (ou origan ou thym ou eucalyptus radiata): 3 gouttes dans 30 gouttes de Disper + eau, ou du miel, 3 fois/jour, pendant 15 jours.

Voie cutanée:

HE ravintsara et eucalyptus radiata: 5 gouttes de chaque dans 1 c. à café d'huile d'amande douce, en onction sur le thorax et le dos, 2 fois/jour, pendant 15 jours.

Exemples de traitements B:

Voie orale:

Extrait de pépins de pamplemousse: 1 dose/jour (= 1 goutte par kg de poids corporel), en 3 prises, avec de l'eau, 30 à 60 mn avant le repas.

Perfusion aromatique:

Déposer 5 gouttes pures d'HE ravintsara (ou eucalyptus radiata ou arbre à thé ou niaouli) sur le pli du coude gauche, puis les faire pénétrer à l'aide de la face interne du poignet droit en 5 à 6 mouvements rotatifs. Même opération sur le pli du coude droit, 3 fois/jour.

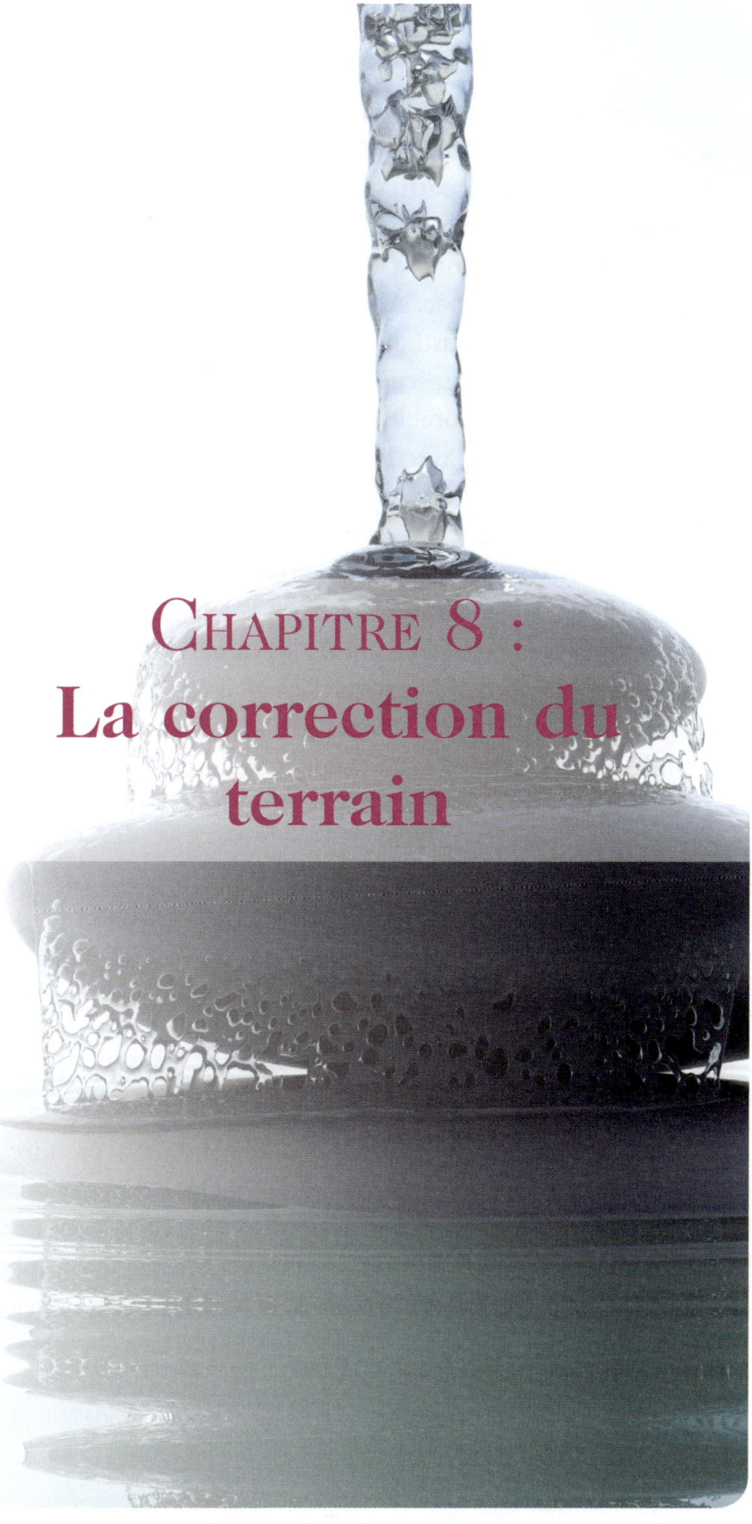

Chapitre 8 : La correction du terrain

La relation entre les microbes et le terrain est souvent comparée à celle existant entre les moustiques et les marécages. Les moustiques se multiplient à partir d'œufs qu'ils déposent dans les eaux stagnantes. Toute tentative d'éradiquer les moustiques d'une région en les empoisonnant lorsqu'ils sont sur le sol ou dans l'air est donc vouée à l'échec. À partir des œufs déposés dans l'eau surgiront d'autres moustiques qui infesteront la région. La solution consiste donc à assécher le marécage pour priver les œufs d'un milieu de vie favorable.

Il en va de même avec les microbes qui, pour se multiplier, ont besoin d'un terrain surchargé de toxines et carencé en nutriments. Pour les empêcher de survivre dans notre corps, il est nécessaire d'assainir le terrain afin qu'il leur soit réfractaire. Assainir le terrain consiste à le débarrasser des toxines à l'aide de drainages et de diètes et à combler les carences par une alimentation saine et des compléments alimentaires naturels, riches en vitamines et minéraux. Ces mesures sont simples, mais d'une grande efficacité, car elles touchent la racine du problème.

Le nettoyage du terrain

Le terrain de la personne atteinte d'une maladie infectieuse est un terrain dégradé, surchargé de déchets et de résidus métaboliques. Ceux-ci constituent justement la nourriture des microbes pour prospérer à l'intérieur de l'organisme qu'ils parasitent.

Par conséquent, une mesure fondamentale à prendre est de nettoyer le terrain en évacuant les toxines de l'organisme. Pour le faire, il faut stimuler les organes chargés d'éliminer les déchets après les avoir filtrés hors du sang. Ces organes, appelés aussi *émonctoires*, sont les intestins, le foie, les reins, la peau et les poumons[5].

5 Pour plus de détails à ce propos, lire *Manuel de détoxication*, du même auteur (cf. bibliographie).

Bien que travaillant en permanence, les émonctoires peuvent être dépassés par la masse de déchets à éliminer ou, à la longue, trop affaiblis pour mener correctement à bien cette tâche. En les stimulant — et les moyens de le faire sont nombreux —, on intensifie la filtration et l'élimination des déchets qui, jour après jour, quittent l'organisme en plus grande quantité qu'habituellement. Le terrain retrouve ainsi peu à peu sa composition idéale.

Voyons maintenant comment stimuler les différents émonctoires.

Les intestins

Le premier émonctoire à stimuler est constitué par les intestins. Longs de 7 à 8 m et d'un diamètre de 3 à 8 cm, le volume de déchets qu'ils peuvent contenir est très important. Ceux-ci proviennent des aliments eux-mêmes, ainsi que des toxines résultant de leur fermentation et putréfaction. Par désassimilation, d'autres toxines sont rejetées des tissus dans les intestins pour être évacuées.

Si les toxines intestinales ne pouvaient que quitter les intestins (sans retourner dans les tissus), leur présence, même élevée, ne serait pas alarmante; le terrain en serait préservé. Mais les intestins ne sont pas seulement un émonctoire; ils assimilent aussi les substances nutritives du bol alimentaire. Absorbées en même temps que les nutriments grâce à cette faculté assimilatrice des parois intestinales, les toxines pénètrent dans le sang et sont ensuite conduites dans l'organisme entier, encrassant les tissus et les organes. Une forte dégradation du terrain peut donc résulter d'un fonctionnement intestinal déficient.

Il est d'ailleurs couramment observé qu'un repas trop important ou mal à propos lors d'une maladie infectieuse fait flamber l'infection et la fièvre. Cela est dû aux nombreuses toxines issues de ce repas qui pénètrent dans le sang et l'organisme et stimulent la prolifération des microbes. À l'inverse, une diète légère, ou l'abstention de nourriture solide, diminue l'élan de l'infection. Le corps exige d'ailleurs ces restrictions pendant la fièvre si l'on pense à la perte d'appétit plus ou moins complète qui la caractérise. Dans le même ordre d'idée, si des lavements effectués pendant une fièvre font descendre celle-ci, c'est également parce que le taux de surcharge a été réduit.

Rétablir un bon transit intestinal ne sert donc pas seulement à débarrasser les intestins des toxines qui s'y trouvent, mais permet également à l'organisme de rejeter dans les intestins les toxines se trouvant dans les tissus, ce qui en libère le terrain.

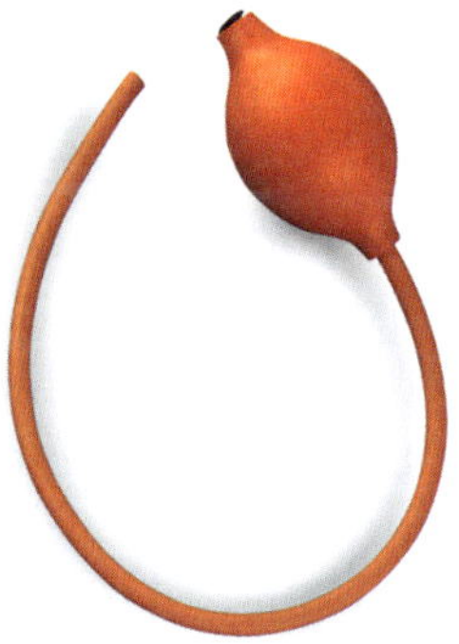

Le lavement est efficace pour débarasser les intestins des toxines qui s'y trouvent.

Les principaux moyens employés pour assainir l'organisme sont l'usage de plantes médicinales, les lavements et les irrigations côloniques.

Certaines plantes stimulent le péristaltisme intestinal, donc l'évacuation des selles. On parle de *plantes laxatives* lorsque les matières sont évacuées progressivement, en douceur. Lorsque, au contraire, elles stimulent énergiquement les intestins qui se vident rapidement et presque complètement, on parle de *plantes purgatives.*

Si ces dernières ne s'utilisent que ponctuellement, la prise de plantes laxatives se fait sous forme de cure de 1 à 2 mois. Ces cures ont d'ailleurs une action rééducatrice sur les intestins, ce qui n'est pas le cas des purges qui, prises trop souvent, les fatiguent.

Les lavements agissent différemment. Ils permettent d'introduire de l'eau dans l'intestin afin de liquéfier les selles et ainsi favoriser leur élimination. Dans la constipation, les selles sont difficiles à évacuer, car sèches, alors que dans les diarrhées, elles sont liquides et s'éliminent facilement. Les lavements se font à l'aide d'une poire à lavements lorsqu'on veut introduire de petites quantités d'eau (1 à 3 dl), avec un bock (ou une poche) à lavements pour des volumes plus élevés (1 à 2 litres). Ce matériel se trouve facilement dans les drogueries et pharmacies.

Quant aux irrigations côloniques, elles constituent le moyen le plus performant pour vider et nettoyer en profondeur le côlon. Grâce à un appareillage spécial qui tempère l'eau et la propulse en douceur dans le côlon et à une canule à deux conduites, de l'eau est simultanément apportée et évacuée du milieu intestinal. C'est ainsi que l'eau propre qui pénètre dans l'intestin par une des deux conduites ressortira plus tard, chargée de déchets, par la seconde conduite. L'eau sale évacuée est ainsi constamment remplacée par de l'eau propre.

Le drainage des intestins

Plantes médicinales

• *Laxatif léger : TM de bourdaine ou de mauve*

20 à 50 gouttes avec de l'eau, 3 fois par jour, avant les repas. À doser. Commencer avec une petite dose, puis l'augmenter pour obtenir 1 à 2 selles par jour. Cure de 1 à 2 mois.

• *Purgatif puissant : TM de séné*

20 à 50 gouttes en 1 fois dans un verre d'eau.
L'effet se manifeste quelques heures après. Usage ponctuel.

Lavement de 1 à 2 litres

À l'aide d'un bock à lavements, introduire 1 à 2 litres d'eau tiède dans le côlon. Retirer la canule et garder le liquide 5 mn environ, puis s'asseoir sur les toilettes et laisser ressortir le liquide chargé de déchets. 1 à 2 lavements par semaine, pendant 3 semaines.

Irrigation côlonique (hydrothérapie du côlon)

À cause de l'installation assez sophistiquée qu'elle nécessite, cette méthode se pratique dans des instituts spécialisés.

Le foie

Le foie débarrasse le sang des toxines, puis les rejette dans les intestins mélangées à de la bile. Il est donc capital de veiller à ce que ces derniers fonctionnent correctement. S'ils sont trop lents ou en partie bouchés — comme c'est le cas lors d'une constipation — les toxines évacuées stagnent dans le milieu intestinal, ce qui leur donne la possibilité d'être réabsorbées.

Le foie est un organe essentiel pour nettoyer le terrain. Il ne débarrasse pas seulement le sang de ses toxines, lui permettant de se charger de nouveaux déchets issus des profondeurs tissulaires, mais il est aussi capable de neutraliser les « toxines agressives », comme les métaux lourds, les additifs alimentaires, les médicaments, etc., poisons qui contribuent tous, à leur manière, à intoxiquer le terrain et à affaiblir les défenses organiques.

La stimulation du foie se fait avant tout à l'aide de plantes médicinales. Les cures doivent s'étendre sur 1 à 2 mois pour lui donner le temps de désengorger des déchets, puis de filtrer les nombreuses toxines dont le sang se charge dans les différents tissus corporels.

Le drainage du foie

Plantes médicinales

TM de dent-de-lion, de boldo, d'artichaut ou de radis noir

10 à 50 gouttes dans de l'eau, 3 fois par jour, avant les repas.
Doser pour obtenir 1 à 2 selles par jour. Durée : 1 à 2 mois.

Les reins

Les reins filtrent également les toxines du sang, mais les éliminent diluées dans l'urine. Les déchets, comme l'acide urique, l'urée, la créatinine, intoxiqueraient fortement l'organisme et, par là, dégraderaient le terrain s'ils n'étaient pas quotidiennement évacués en quantité suffisante. Par exemple, si, au lieu d'éliminer 25 g d'urée par jour — ce qui est la norme — les reins n'en évacuaient que 23 g, cela représenterait une accumulation de 2 g d'urée par jour, soit 60 g par mois ou 720 g en un an. Un tel terrain serait alors très surchargé et réceptif aux microbes pathogènes.

Pour stimuler les reins, il faut, d'une part, boire suffisamment d'eau pendant la journée et, d'autre part, prendre des plantes médicinales diurétiques.

En buvant généreusement de l'eau — au moins 2 litres par jour —, on offre au corps un support abondant pour transporter les toxines vers l'extérieur. Il en va de même avec les reins qu'avec un ruisseau dépourvu d'eau: la vase déposée au fond de son lit est emportée lorsqu'on rétablit un transit abondant de liquide.

Quant aux plantes diurétiques, elles aident au niveau de l'épuration du sang. Elles intensifient les processus de filtration, permettant aux reins d'éliminer beaucoup plus de toxines que normalement. Le retard pris — caractérisé par une accumulation de déchets dans le terrain — peut donc être rattrapé. Pour être efficaces, c'est-à-dire permettre une évacuation maximale de toxines, les cures de diurétiques doivent s'étendre sur 1 ou 2 mois et être répétées si besoin.

Le drainage des reins

Cure d'eau

Boire quotidiennement 2 à 3 litres d'eau peu minéralisée (Mont Roucous, Montcalm, Mont-Doré, Volvic), bien répartis au cours de la journée.

Plantes médicinales

TM de piloselle, de pariétaire ou de solidago

30 à 50 gouttes avec de l'eau, 3 fois par jour, avant les repas. Doser pour obtenir une augmentation de la fréquence des mictions et de leur volume.

La peau

La peau est une voie d'élimination double. Par ses *glandes sudoripares* — entre 70 et 120 par cm^2 de peau —, elle rejette, dilués dans la sueur, des déchets comme l'acide urique, l'urée, des sels et des minéraux usés. Par ses *glandes sébacées* — 300 000 sur la surface totale du revêtement cutané —, elle débarrasse le corps de déchets divers: acides gras, cadavres microbiens et cellulaires, mucosités, déchets d'hydrates de carbone... sous forme de sébum.

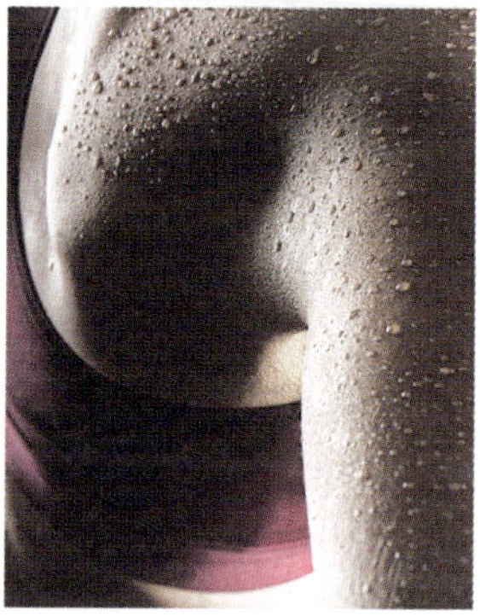

La sueur rejette elle aussi les déchets.

Lorsqu'il fonctionne bien et qu'il est correctement sollicité, l'émonctoire cutané est capable de débarrasser le terrain d'une quantité beaucoup plus grande de toxines qu'on ne l'imagine. Si la production de sueur est d'un demi-litre par jour chez un sédentaire, elle peut s'élever à un litre par heure chez quelqu'un qui se livre à une activité physique intense ou prend un sauna. Chaque jour, plusieurs litres de sueur peuvent donc être éliminés, ce qui représente une détoxication 4 à 6 fois plus intense que la normale. En pratiquant régulièrement des séances de sudation, on libère le corps de nombreuses toxines qui, sans cela, s'accumuleraient dans le terrain, le rendant réceptif aux infections.

Il est d'ailleurs significatif que la majorité des infections soient accompagnées de fièvre et, par conséquent, de sudation souvent intense. Par ce moyen, le corps cherche à éliminer rapidement et en masse ses toxines, ainsi que celles produites par les microbes, pour maintenir le terrain le plus propre et résistant possible.

Copier un tel processus curatif grâce à des séances de sudation préventives ne peut donc qu'être favorable. Les moyens de faire transpirer sont nombreux. Certains sont actifs, comme toutes les activités physiques et sportives, d'autres plus passifs, comme les bains chauds, les bains de vapeur et le sauna.

Pour avoir une action profonde sur le terrain, il faut les pratiquer régulièrement, 2 à 3 fois par semaine, pendant 1 à 2 mois. Certaines plantes médicinales dites *sudorifiques* stimulent et soutiennent la production de sueur.

Le drainage de la peau

Plantes médicinales

Infusion de fleurs de sureau, de tilleul ou de bourrache
40 g pour 1 litre d'eau. À boire tous les jours pour aider la peau en général, mais spécialement les jours des séances de sudation.

Bain hyperthermique

Entrer dans un bain à température agréable, puis ajouter de l'eau chaude jusqu'à ce que le bain commence à être ressenti comme trop chaud. Il faut avoir chaud, mais être suffisamment à l'aise pour demeurer 20 à 30 mn dans la baignoire. Puis sortir et s'étendre 1/2 heure au moins, emmailloté dans des linges de bain pour permettre au corps de transpirer encore. On conseille 2 à 3 bains par semaine, selon la vitalité.

Sauna

2 à 3 passages dans le sauna, entrecoupés de périodes de repos. 1 ou 2 séances par semaine.

Les diètes

Lors de régimes comprenant une réduction passagère plus ou moins importante des apports alimentaires, deux phénomènes physiologiques ont lieu qui nettoient en profondeur le terrain :

1 • L'*autolyse :* ne recevant plus de l'extérieur tous les nutriments dont il a besoin, le corps est obligé de les puiser en lui-même. Il va le faire en digérant *(lyse)* ses propres tissus *(auto)*. L'autolyse ne se déroule pas n'importe

comment. Elle attaque d'abord les déchets et résidus métaboliques accumulés dans le terrain et seulement ensuite les organes du corps. Les toxines disparaissent ainsi des profondeurs du terrain. Les substances utiles qu'elles contiennent — comme des acides aminés ou des minéraux — sont réutilisées par l'organisme, le reste est évacué par les émonctoires.

2 • L'*élimination accrue des toxines*: recevant des quantités bien inférieures de nourriture, l'organisme ne doit plus dépenser autant d'énergie qu'avant pour les processus digestifs. Il utilisera donc les forces économisées dont il dispose soudainement pour éliminer le trop plein de toxines que les émonctoires n'ont pas pu évacuer. En rattrapant le retard des éliminations, il débarrasse le terrain de nombreux déchets, ce qui augmentera fortement sa résistance aux infections.

La diète la plus restrictive est le jeûne: tous les aliments, exceptée l'eau, sont supprimés. C'est la diète dans laquelle l'autolyse et les éliminations sont les plus fortes. Les monodiètes représentent un régime un peu moins sévère: un seul aliment (en plus de l'eau) est autorisé. (Lire du même auteur ; *Les cures de santé*, Éditions Jouvence, 2010.) Il s'agit généralement d'un légume ou d'un fruit, qui est consommé à volonté et à chaque repas pendant toute la durée de la cure. N'apportant qu'une partie très restreinte des nutriments nécessaires à l'organisme, l'autolyse se déclenchera également avec vigueur. De plus, parvenant toujours seul dans le tube digestif plutôt que mélangé à une foule d'autres nutriments, comme c'est habituellement le cas, l'aliment choisi est digéré plus facilement. Les forces ainsi économisées seront alors aussi utilisées pour rattraper le retard d'élimination des toxines.

Il existe de nombreuses autres diètes possibles, qui sont plus ou moins nettoyantes pour le terrain selon l'ampleur des restrictions (régime des 2 repas, pesé, hypocalorique, sans protéines, dissocié, etc.). Pour assurer une bonne élimination des toxines, toutes les diètes doivent être accompagnées d'une prise de draineurs.

Corriger son terrain est la chose la plus importante que l'on puisse faire face aux maladies infectieuses, aussi bien au niveau de la prévention que de la thérapie.

Au niveau préventif, le terrain est rendu sain. Il résiste par conséquent aux microbes et empêche les infections. Au niveau curatif, une correction du terrain mené pendant une infection ne suffit pas à tranformer le terrain en profondeur. Mais elle le modifie suffisamment pour contribuer à s'opposer à la multiplication des microbes. L'intensité de l'infection est ainsi diminuée.

Les diètes

Jeûne

1 à 3 jours de jeûne, sous le contrôle d'un thérapeute compétant ou après avoir bien étudié tous les aspects de la cure : comment préparer un jeûne, que faire pendant celui-ci et comment en sortir physiologiquement. De plus, une bonne connaissance des signaux d'alarme, indiquant qu'il faut interrompre le jeûne, est nécessaire.

Les monodiètes

1 à 3 jours de monodiète, effectuée avec un fruit (raisin, pastèque, pomme, etc.) pour les personnes qui ne sont pas sensibles aux acides des fruits, ou avec un légume (carotte, salade verte, fenouil, etc.).

Cure de légumes

1 à 7 jours de diète aux légumes. Il ne s'agit pas d'une monodiète puisque tous les légumes peuvent être consommés. Chaque repas consistera en un choix de légumes (salades, légumes crus ou cuits, soupes). L'effet détoxiquant d'une telle cure est un peu moins puissant que celui des jeûnes ou des monodiètes, mais elle est plus aisée à faire et permet tout de même un bon nettoyage en profondeur.

Combler les carences

Si la composition idéale du terrain peut être modifiée par l'excès de certaines substances (toxines), elle peut aussi l'être en cas de manques, par exemple de protéines, de vitamines, de minéraux, etc.

Ces carences entraînent inévitablement des perturbations fonctionnelles : les digestions, les éliminations et les échanges cellulaires se font moins bien. La conséquence en est que la production de toxines augmente alors que leur élimination diminue. Des lésions organiques apparaissent également en cas de carence grave, ce qui contribue d'autant plus à la détérioration du terrain. Les microbes ont alors beaucoup plus de facilité à s'y installer et se multiplier.

Le système immunitaire figure aussi parmi les divers systèmes organiques qui sont affaiblis par les carences. Il est composé de divers organes : moelle osseuse, rate, ganglions lymphatiques, etc., qui produisent les phagocytes, les globules blancs et les anticorps nécessaires à la défense du corps. Or, comment ces organes pourraient-ils fonctionner correctement s'ils sont carencés ? Et, qui plus est, comment pourraient-ils produire les millions de phagocytes et de globules blancs nécessaires s'il leur manque des protéines et autres nutriments indispensables à leur fabrication ? Et quelle efficacité auront ces défenseurs, une fois produits, s'ils sont carencés ?

Pour combler les carences, il est nécessaire de manger varié et complet et de prendre des compléments alimentaires. La nature nous offre une gamme très vaste d'aliments pour nous nourrir. Il faut les manger tous pour bénéficier des bienfaits de chacun. Trop souvent, certains sont exclus ou rarement consommés. Le corps ne reçoit alors jamais ou que très peu d'une ou de plusieurs substances qui se trouvent dans les aliments manquants. Certaines personnes, par exemple, mangent peu de légumes et crudités, d'autres rarement des céréales ou oléagineux (noix, amandes, etc.), d'autres encore jamais de fruits.

En plus de varier son alimentation, il est nécessaire de manger complet car, s'il ne reçoit que des aliments carencés, le corps le sera aussi. Le raffinage des céréales, par exemple, les prive de nombreux nutriments, en particulier des vitamines du groupe B que l'on ne trouve que rarement en quantité généreuse dans les autres aliments. Ainsi, quelqu'un qui mange régulièrement du pain blanc plutôt que complet se carence avec le temps. Il en va de même avec les huiles extraites à chaud par rapport à celles pressées à froid : les vitamines des premières sont toutes détruites par la chaleur. Il s'agit des vitamines E et F (omégas 3 et 6), dont les autres sources alimentaires sont rares et qui sont toutes deux indispensables au système immunitaire.

Si le fait de manger correctement comble, avec le temps, les carences (ou évite d'en avoir), il est parfois nécessaire d'agir rapidement pour rehausser en peu de temps les qualités du terrain et du système immunitaire. On fait alors appel aux compléments alimentaires naturels[6], comme la spiruline, le pollen, la levure de bière, le germe de blé, les algues marines, la gelée royale, le ginseng, la mélasse noire, l'argousier, etc.

Ces différents produits offerts par la nature contiennent de fortes concentrations de vitamines, minéraux et oligo-éléments. Plusieurs d'entre eux sont caractérisés par des taux records de nutriments : la levure de bière est la source la plus abondante de vitamines B, le germe de blé de vitamine E, l'argousier de vitamine C, la spiruline d'acides aminés essentiels, etc. Une autre caractéristique de ces compléments est que les nutriments qu'ils détiennent sont très variés : les algues marines possèdent tous les minéraux et oligo-éléments, le pollen toutes les

6 Pour en savoir plus, lire *Les compléments alimentaires naturels*, du même auteur (cf. bibliographie).

vitamines, exceptées deux sortes, la spiruline tout un éventail de minéraux et vitamines, etc.

Les compléments alimentaires naturels sont faciles à assimiler par le corps. On les prend sous forme de cure, pendant 1 à 2 mois. Dans certains cas, 2 ou 3 compléments sont pris simultanément, mais plus généralement, l'un après l'autre. Ils sont couramment vendus dans les magasins diététiques.

Pollen de fleur

1 à 2 c. à café de pollen par jour, le matin, avant le petit-déjeuner, mélangées à de l'eau ou dans un yogourt. Si nécessaire, une deuxième prise à 12 heures. Cure d'un mois à 6 semaines.

Spiruline

4 à 6 comprimés, avec de l'eau, 3 fois par jour, avant les repas. Cure de 2 mois.

Ginseng

1 à 2 g de racine de ginseng par jour, à mâcher lentement jusqu'à dissolution. Il existe des extraits concentrés de ginseng (suivre la posologie du fabricant). Cure de 1 à 2 mois.

Corriger son terrain est la chose la plus importante que l'on puisse faire face aux maladies infectieuses, aussi bien au niveau de la prévention que de la thérapie.

Au niveau préventif, le terrain est rendu sain. Il résiste par conséquent aux microbes et empêche les infections. Au niveau curatif, une correction du terrain menée pendant une infection ne suffit pas à tranformer le terrain en profondeur. Mais elle le modifie suffisamment pour contribuer à s'opposer à la multiplication des microbes. L'intensité de l'infection est ainsi diminuée.

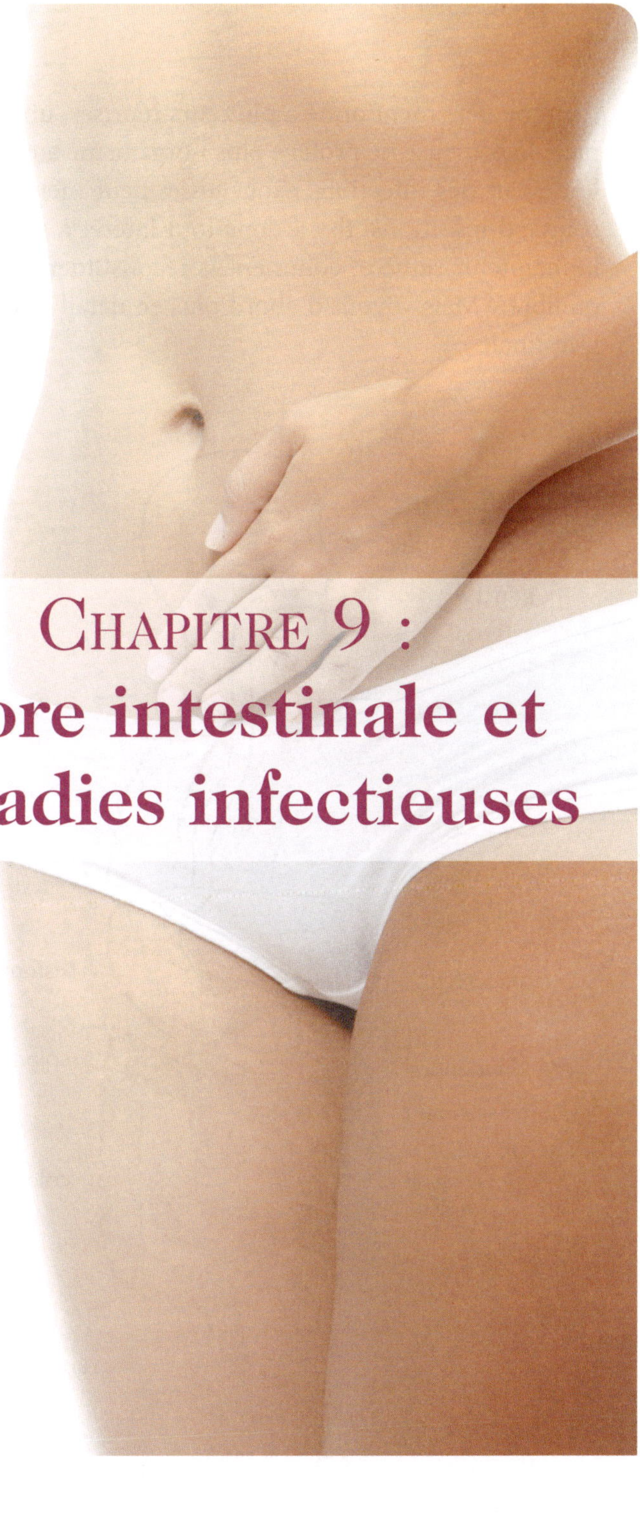

Chapitre 9 : Flore intestinale et maladies infectieuses

Comme déjà mentionné à plusieurs reprises, une flore intestinale défectueuse ne protège plus l'organisme aussi bien qu'elle le devrait des infections exogènes et peut même devenir une source d'infections. Il y a donc tout intérêt à savoir comment la maintenir saine et comment la reconstituer si elle est déséquilibrée. Mais voyons d'abord plus en détail ce qu'est la flore intestinale.

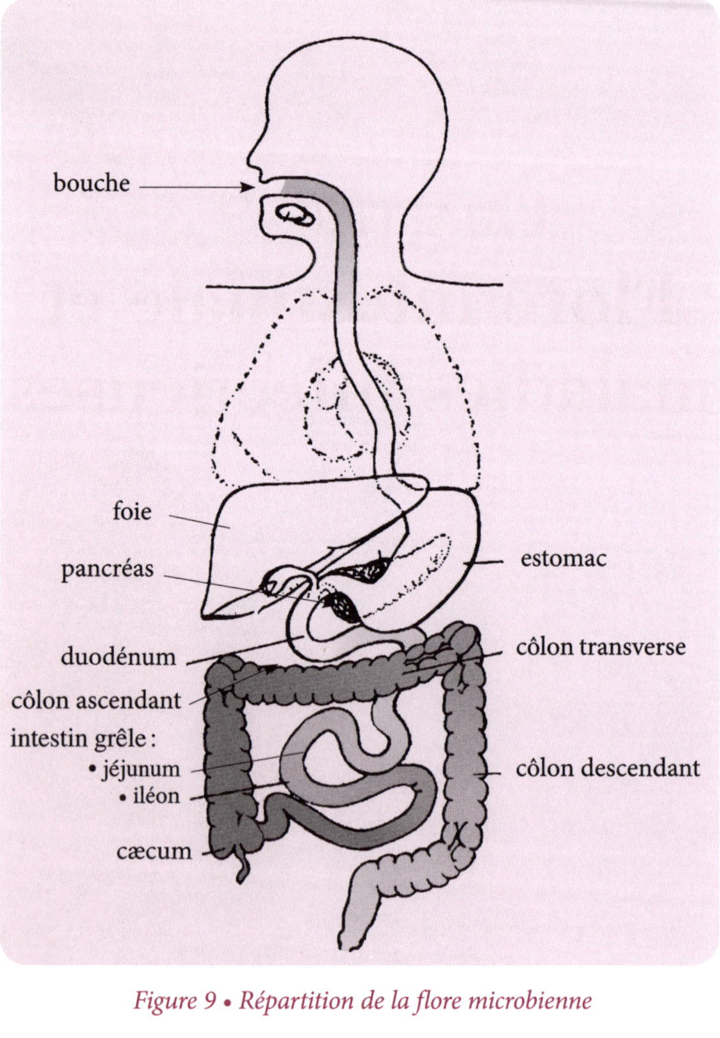

Figure 9 • Répartition de la flore microbienne

La flore intestinale

À la naissance, notre tube digestif entier est totalement stérile, donc complètement dépourvu de flore microbienne. Des micro-organismes y pénètrent cependant très vite et le colonisent. Certains sont transportés par l'air inspiré et passent des voies respiratoires hautes dans le tube digestif; la plupart arrivent cependant avec les aliments. Au début, il s'agit essentiellement des bactéries *bifidus* contenues dans le lait maternel. Plus tard, ce seront toute une variété de bactéries et germes provenant de l'eau, des fruits, des légumes, des produits laitiers, etc.

Le tube digestif n'est pas un lieu favorable pour tous les microbes qui y pénètrent accidentellement avec les aliments. Certains d'entre eux y meurent rapidement car les conditions de vie qui y règnent leur sont trop adverses. D'autres, au contraire, y rencontrent un milieu idéal et s'y multiplient en grand nombre. Cette multiplication atteint des sommets vertigineux puisque les 400 à 500 espèces de germes différents qui composent la flore intestinale — on parle en effet plutôt de germes que de microbes lorsqu'il est question de ce milieu — constituent une population de plusieurs centaines de milliards d'individus (10^{14}), un chiffre plus important que le nombre de cellules contenues dans l'ensemble du corps humain!

Les germes de la flore intestinale ne sont pas uniformément répartis; leur nombre varie suivant la partie du système digestif où ils se trouvent. Leur teneur est moyenne dans la bouche, mais presque nulle dans l'estomac parce que le haut degré d'acidité des sucs gastriques (pH 1,5 à 5) tue et dissout la plus grande partie de ceux qui y transitent. Il en subsiste cependant toujours un petit nombre qui gagne les intestins; ces germes s'y multiplient alors pour former la flore intestinale proprement dite.

Dans la première moitié de l'intestin grêle, la flore est déjà abondante: entre 1 000 et 1 million de germes par ml. Elle est encore plus nombreuse dans la deuxième moitié du grêle et dans le côlon ascendant qui lui fait suite, mais diminue un peu dans le côlon descendant (cf. figure 9). Comme tout être vivant, ces germes meurent et leurs cadavres doivent être évacués. Leur nombre est si élevé qu'ils représentent environ la moitié du poids des selles.

Les différents genres de bactéries qui composent la flore intestinale ne colonisent pas les mêmes parties des intestins. Les germes aérobies (qui ont besoin d'air libre et d'oxygène) se trouvent tout naturellement dans la partie supérieure de l'intestin grêle, au niveau du duodénum et dans le jéjunum, puisque l'air contenu dans l'estomac y pénètre encore facilement. Parmi ces germes, on trouve des *entérocoques,* des *colibacilles,* des *streptocoques,* des *staphylocoques,* des *pseudomonas,* des *citrobactéries,* etc.

Les germes anaérobies (qui n'ont pas besoin d'oxygène) peuplent les lieux clos et pauvres en oxygène, donc la deuxième moitié de l'intestin grêle (l'iléon) ainsi que le côlon. Il s'agit de *fusobactéries,* de *streptocoques anaérobies,* du *clostridia,* de champignons : l'*aspergillus* et le *candida albicans,* mais aussi des bactéries plus connues, les lactobactéries *acidophylus* et *bifidus* qui comprennent de nombreuses variétés.

La flore intestinale anaérobie se divise à son tour en deux groupes distincts de germes, qui possèdent chacun un rôle différent au niveau digestif: les germes de fermentation et les germes de putréfaction.

La flore de fermentation

La flore de fermentation peuple la seconde moitié du grêle, le côlon ascendant et transverse avec un maximum de concentration au niveau du cæcum et du côlon ascendant (cf. figure 10). Les lactobactéries *acidophylus* et *bifidus* sont les germes les plus représentés de cette flore.

Comme leur nom l'indique, ces germes ont pour rôle de déclencher des processus de fermentation. Ceux-ci ont lieu sur les longues chaînes d'hydrates de carbone que sont les fibres dures qui forment la trame des tissus végétaux : les nervures des feuilles de salade, la peau des fruits. Leur but est de dégrader ces fibres afin de libérer leurs nutriments. Les fibres comme la pectine, l'inuline et la lignine, ne peuvent en effet être digérées par les sucs digestifs que sécrètent l'estomac, le foie et les autres glandes digestives de l'être humain.

C'est pourquoi elles arrivent intactes dans l'intestin. Leur transformation peut cependant être réalisée par les micro-organismes de la flore intestinale, de manière similaire à ce qui se passe dans le tube digestif des herbivores.

Les fermentations produisent diverses substances acides : acides lactique, acétique, propionique, butyrique, succinique et carbonique. Ces substances acidifient la partie des intestins où elles se trouvent. Elles créent ainsi localement un milieu légèrement acide (pH 6-6,8) qui, loin de mettre en danger leur existence, leur est favorable et soutient le développement de la flore intestinale de fermentation. Un effet secondaire bienvenu de cette légère acidification est la stimulation du péristaltisme intestinal qu'elle engendre également.

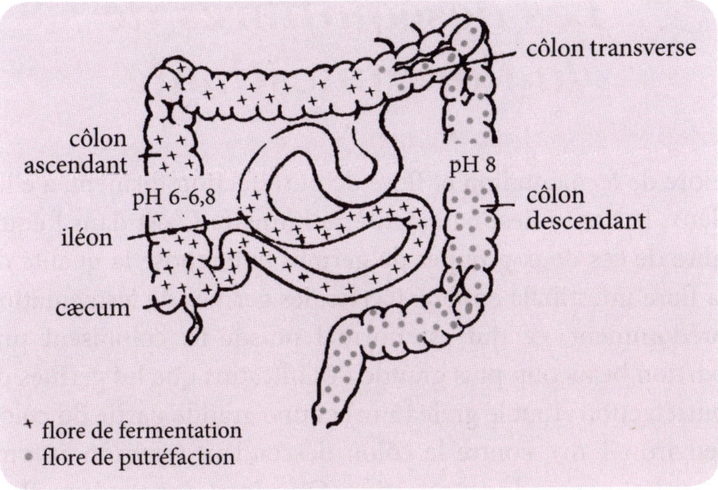

Figure 10 • Répartition de la flore intestinale

La flore de putréfaction

Cette flore se trouve dans la partie terminale du côlon, c'est-à-dire sur une petite portion de la fin du côlon transverse et dans l'ensemble du côlon descendant (cf. figure 10), où sa concentration est la plus forte.

Le rôle de la flore de putréfaction est la dégradation des particules alimentaires non encore digérées. À ce niveau, il s'agit principalement de résidus protéiques: viandes, poissons, œufs..., puisque les hydrates de carbone même difficiles à décomposer, comme la plupart des fibres, ont été digérés un peu plus haut par la flore de fermentation.

La dégradation par putréfaction engendre des déchets plus ou moins toxiques que le foie neutralisera, comme l'ammoniaque, des phénols, de l'indole, des scatols, de l'hydrogène sulfuré, ainsi que des substances aminées: les ptomaïnes. Étant alcalines, ces substances font du côlon descendant un milieu alcalin (pH 8), qui favorise le plus le développement des germes de putréfaction.

Les déséquilibres de la flore intestinale

Flore de fermentation et flore de putréfaction forment, à elles deux, la flore intestinale de l'être humain. C'est dans l'équilibre de ces deux groupes de germes que repose la qualité de la flore intestinale entière. Certes, les germes de fermentation prédominent, ce qui est normal puisqu'ils colonisent une portion beaucoup plus grande des intestins que les germes de putréfaction: tout le grêle (5 m) et une grande partie du côlon (environ 1 m), contre le côlon descendant (environ 50 cm) pour les germes de putréfaction. On admet donc qu'une flore intestinale saine est composée à 85 % de flore de fermentation et à 15 % de flore de putréfaction. Ces proportions sont naturelles et garantissent la santé; toute modification par contre est un signe de déséquilibre et de mauvaise qualité de la flore intestinale.

Dans quelles circonstances ces modifications apparaissent-elles ? Pour répondre à cette question, il ne faut pas oublier que les germes de la flore intestinale, en tant que germes saprophytes, dépendent pour survivre des aliments que nous consommons puisqu'ils s'en nourrissent. Leur nombre augmente donc lorsque les aliments qui leur sont nécessaires sont présents en abondance et diminue lorsque ceux-ci n'arrivent qu'en quantité réduite.

Or, l'alimentation pratiquée de nos jours par la majorité des gens est pauvre en fruits, en légumes et en céréales complètes, donc pauvre en fibres nécessaires à la flore de fermentation. Elle est, au contraire, abondante en viande et protéines diverses, aliments par excellence des germes de putréfaction. La conséquence de cet apport déséquilibré est que la flore de fermentation diminue tandis que celle de putréfaction augmente. Ces modifications peuvent prendre une telle ampleur que certains auteurs avancent des proportions inversées entre flore de fermentation et de putréfaction chez plus de 90 % des gens. Autrement dit, chez la majorité de la population, elle serait maintenant de 15 % de flore de fermentation et de 85 % de putréfaction.

Lorsque les proportions s'inversent ainsi, la flore de putréfaction devient trop abondante pour rester confinée dans le côlon descendant. Sa population doit s'étendre dans l'espace pour survivre. Elle va donc se déployer en dehors de son territoire normal, en direction des côlons transverse et ascendant. Cette expansion est possible et se fait d'autant plus facilement que la flore de fermentation qui devrait s'y trouver est clairsemée à cause du déséquilibre. Elle ne représente donc plus, par sa forte présence, un obstacle à l'avancée des germes de putréfaction, comme auparavant. De plus, étant réduite, l'acidité qu'elle produisait — et qui était une autre barrière contre l'invasion des germes de putréfaction — n'existe plus. Le milieu devient plus alcalin, ce qui favorise l'invasion des germes de putréfaction qui en ont besoin pour se multiplier.

Les méfaits du déséquilibre de la flore intestinale

La conséquence néfaste de l'explosion démographique de la flore de putréfaction est qu'un excès de ptomaïnes et autres poisons est produit au cours des processus digestifs, si bien que le foie n'est plus en mesure de les neutraliser. Ces substances se répandent alors dans les tissus et les intoxiquent progressivement. Le terrain organique se dégrade de plus en plus, ce qui prépare le lit à une foule de maladies par encrassement et surcharge.

Une autre conséquence néfaste d'une telle extension, et de l'augmentation de la production de substances toxiques qui en résulte, est l'agression des muqueuses intestinales. Sous l'assaut quotidien de ces substances, des microlésions finissent par se creuser dans les parois intestinales. Or, ces dernières ont pour rôle de ne laisser pénétrer dans le sang et les tissus que les substances utiles, comme les vitamines, les minéraux, etc. Une fois rendues poreuses par des microlésions, elles ne remplissent plus leur rôle de filtre. La porte est ainsi ouverte non seulement aux toxines, mais aussi aux microbes, avec toutes les conséquences néfastes que cela peut entraîner (voir plus loin).

Mis à part le manque de végétaux et l'excès de viande, les autres facteurs déséquilibrants pour la flore intestinale sont: une consommation trop généreuse de sucre blanc, de café, de thé, de chocolat et d'alcool, mais surtout la prise d'antibiotiques classiques.

Bien que le but des antibiotiques soit de tuer les microbes pathogènes, ils détruisent aussi tous les autres microbes avec lesquels ils entrent en contact ou inhibent leur développement. Parmi ceux-ci, les germes de la flore intestinale qui sont sensibles à leur action, ce qui est principalement le cas pour ceux de fermentation: les lactobacilles *acidophylus* et *bifidus*. Ces germes sont d'autant plus facilement détruits parce que les antibiotiques sont généralement pris par voie orale. Par conséquent, leur action se manifeste d'abord dans le tube digestif, surtout dans sa partie supérieure — le grêle, siège de la flore de fermentation — et beaucoup moins dans la partie terminale — le côlon, où se trouve la flore de putréfaction.

La prise d'antibiotiques classiques a donc pour conséquence d'affaiblir la flore de fermentation au profit de celle de putréfaction.

Au point de vue infectieux, un déséquilibre de la flore intestinale engendre deux conséquences néfastes:

- une plus grande réceptivité aux infections parce que la flore intestinale ne remplit plus correctement son rôle protecteur,
- la possibilité d'être elle-même une source d'infections.

Le rôle protecteur de la flore intestinale

Normalement, les 400 à 500 variétés de germes qui composent la flore intestinale saine cohabitent de manière harmonieuse. Un équilibre existe entre les grandeurs de ces différentes populations, les surfaces du territoire qu'elles occupent, les portions des intestins qu'elles colonisent et les parts des aliments auxquelles chacune a droit.

Cette répartition ne tolère cependant pas l'intrusion en nombre de germes étrangers: toutes les possibilités de résidence et de survie dans les intestins étant déjà judicieusement exploitées. De plus, les intestins représentent le milieu de vie des germes de la flore intestinale. Par conséquent, aucun d'entre eux ne sera prêt à céder sa place à des envahisseurs. Il luttera contre les invasions et, pour ce faire, il sécrétera des substances antibiotiques qui tueront l'agresseur ou il occupera le terrain le plus vigoureusement possible (rôle barrière de la flore intestinale).

Un microbe pathogène qui pénètre dans un tube digestif dont la flore intestinale est saine se trouve confronté à toute une série d'obstacles : l'espace vital pour se développer étant absent, il lui manque de quoi s'alimenter et le pH du milieu ambiant ne lui convient pas puisqu'il aura été établi par d'autres germes que lui.

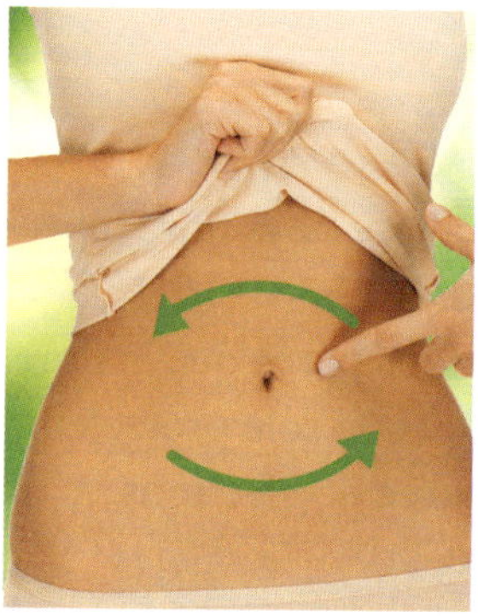

Si la flore intestinale est déficiente, le microbe aura plus de facilité à pénétrer le tube digestif.

La situation est par contre différente lorsque la flore intestinale est déficiente. Ne devant pas faire face à une population de germes très élevée ni très forte, les microbes pathogènes trouveront de nombreux espaces à conquérir dans les intestins et une nourriture en suffisance. Ils se fixeront alors à un endroit qui leur est favorable, s'y multiplieront et chasseront la population qui s'y trouve, ne serait-ce qu'en imposant un pH qui leur est adverse. Finalement, en tant que germes pathogènes qui se multiplient, ils déclencheront une infection qui n'aurait jamais eu lieu si la flore intestinale avait été saine.

Les diverses diarrhées que les Européens — ou, plus précisément, une partie d'entre eux — attrapent si facilement lorsqu'ils se rendent dans des pays chauds du Sud sont dues, pour les plus bénignes d'entre elles, à une flore intestinale déficiente. Celle-ci n'agit plus comme barrière protectrice contre les germes parvenant dans le tube digestif avec l'eau de boisson ou les aliments et les laisse se multiplier sans leur opposer suffisamment de résistance.

Mais il n'est pas nécessaire qu'un microbe pénètre dans les intestins pour qu'une infection se déclenche lorsque la flore intestinale est déficiente. Il peut aussi s'agir d'un germe pathogène appartenant à la flore même. En effet, à part un grand nombre de germes inoffensifs, elle est aussi composée de divers germes pathologiques qui participent à leur manière aux processus digestifs. Normalement, leur caractère dangereux ne peut se manifester car leur nombre est restreint. Ils demeurent d'ailleurs minoritaires tant que la flore intestinale est saine.

La situation est, bien sûr, tout autre lorsque la flore est affaiblie ou se fait en partie décimer. Ne remplissant plus son rôle de frein ou de barrière protectrice, certains germes pathogènes se multiplient et déclenchent une infection.

Le *candida albicans,* par exemple, est un hôte normal de l'intestin. Habituellement, sa population est très réduite et il joue un rôle insignifiant. Il serait probablement resté un inconnu pour le grand public si la destruction de la flore intestinale par une antibiothérapie abusive ne lui avait pas permis de se multiplier à outrance chez de nombreuses personnes. Il colonise le tube digestif où il cause divers troubles (gaz, ballonnement, colite…), mais aussi le reste du corps. Un grand nombre de mycoses, ainsi que certains troubles nerveux, lui sont imputables.

Autres hôtes normaux de l'intestin, mais potentiellement dangereux, les *staphylocoques* et les *streptocoques,* des microbes bien connus pour engendrer toute une variété d'infections, parmi lesquelles : furoncles, sinusites, angines, rhinopharyngites, otites, septicémies, pneumonies, arthrites, infections urinaires, etc.

Parmi les autres microbes pathologiques qui se trouvent normalement dans la flore intestinale, on compte l'*escherichia coli* (entérites et infections urinaires), le *klebsiella* (infections respiratoires, du tube digestif et du système urogénital), le *shigella* (dysenterie), la *salmonella* (typhoïde), etc. Comme on peut le constater, les infections qu'ils causent ne sont pas limitées aux intestins. C'est parce que ces microbes se déplacent que d'autres organes, même éloignés, peuvent être atteints ;

soit ils remontent le tube digestif pour gagner les voies respiratoires hautes, soit ils colonisent les voies génito-urinaires. Une partie d'entre eux quitte aussi le milieu intestinal par les microlésions des parois intestinales et le sang les transporte ensuite dans d'autres parties du corps.

La flore intestinale, source d'infection

En perdant son rôle protecteur, la flore intestinale peut devenir une source d'infection par les microbes pathogènes qu'elle contient, ainsi que face à ceux qui apparaissent de temps à autre par mutation.

La transmission des caractères héréditaires a lieu à une fréquence très élevée chez les microbes, puisqu'une nouvelle génération peut apparaître toutes les 20 à 60 mn. Le risque d'une erreur de transmission et, par là, l'apparition possible d'un mutant, y est donc beaucoup plus élevée qu'ailleurs. Un germe mutant possède une caractéristique supplémentaire à celle de sa lignée. Parfois, il s'agit d'une résistance aux antibiotiques (cf. chapitre 5), dans d'autres cas, c'est l'acquisition d'un caractère virulent ; autrement dit, il apparaît soudain une nouvelle lignée de germes qui n'est plus pacifique, mais pathogène.

Normalement isolé, un tel microbe n'arrivera pas à imposer sa présence dans le milieu surpeuplé des intestins. Il mourra rapidement, détruit par les autres microbes ou affaibli par le milieu adverse. Cependant, il arrive parfois qu'à cause d'une flore intestinale déficiente, il réussit à survivre ou, pire, à se multiplier et à causer une infection qui n'aurait jamais pu prendre place si la flore intestinale avait été saine.

Mais cette flore peut également devenir une source d'infection lorsque, à cause d'une défaillance, les processus digestifs se font mal. Les aliments insuffisamment digérés et les poisons issus des fermentations et des putréfactions anormales agressent et lésionnent les parois intestinales. Bien que petites, ces lésions laissent des germes non pathogènes de la flore intestinale quitter le milieu intestinal et gagner d'autres parties du corps. Or, un germe inoffensif dans les intestins ne l'est pas nécessairement dans un autre organe. Le corps peut être très vulnérable à sa présence car, en se multipliant, il agressera ses tissus et le rendra malade.

L'exemple le plus connu est l'*escherichia coli.* Inoffensif dans l'intestin, il devient virulent dans les voies urinaires, où il est responsable de plus de 80 % des cystites !

Comment acquérir une flore intestinale forte et équilibrée ?

Les déséquilibres de la flore intestinale sont, de nos jours, avant tout caractérisés par un déséquilibre entre les germes de fermentation et de putréfaction. Or, étant donné que c'est à cause de l'affaiblissement de la flore de fermentation que celle de putréfaction peut augmenter, il faudra avant tout agir sur la première pour que la deuxième se réduise. Il sera aussi utile d'agir sur les causes de l'augmentation des germes de putréfaction en diminuant l'apport de protéines, notamment de la viande.

Il y a deux façons de procéder pour affermir et accroître la flore de fermentation. Si elle n'est que légèrement amoindrie, il suffit de la nourrir correctement pour qu'elle puisse se multiplier et reconquérir son rang. Pour cela, on fera appel à des *prébiotiques,* c'est-à-dire des aliments ou substances qui constituent une nourriture de choix pour les germes de fermentation. Si la flore de fermentation est fortement décimée par contre, il ne suffit pas de nourrir correctement les germes restants pour que leur nombre augmente assez vite. La concurrence avec les germes de putréfaction majoritaires est trop rude ; un moyen plus radical doit être utilisé. Il consiste à implanter dans les intestins un grand nombre de germes de fermentation provenant de l'extérieur. Concrètement, cela se fait au moyen de *probiotiques,* c'est-à-dire des aliments ou préparations spéciales qui contiennent un nombre très élevé de ces germes. On n'attend donc pas que les germes présents se multiplient, mais on en apporte des nouveaux directement de l'extérieur. Ainsi, la population s'accroît brusquement et atteindra rapidement des proportions normales.

Les prébiotiques

Ce sont des substances alimentaires nécessaires à la vie des germes de fermentation. En s'en nourrissant, ces germes sont plus forts et se multiplient plus facilement. Lorsque les prébiotiques leur sont fournis en abondance, ils augmentent également leur nombre, car des apports alimentaires plus conséquents assurent la nutrition d'une population plus importante.

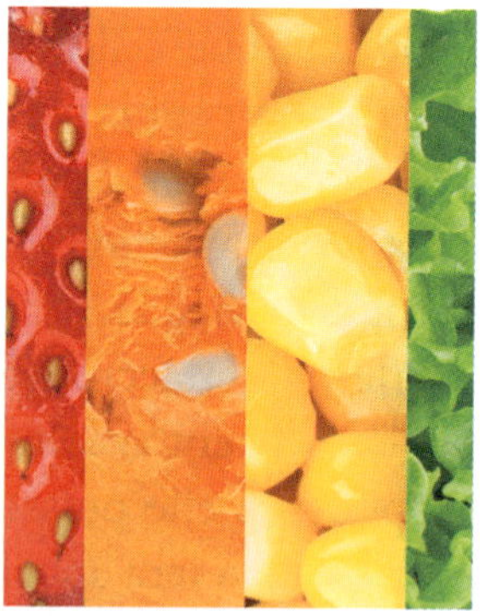

Fruits et légumes : de bonnes sources de prébiotiques.

Les fruits et les légumes

Les prébiotiques sont principalement constitués de tous les aliments riches en fibres solubles, autrement dit, de chaînes d'hydrates de carbone plus ou moins longues, comme la *pectine* et l'*inuline.* Ces substances se trouvent dans les fruits frais ou secs, les légumes verts et colorés et les céréales non raffinées, mais pas dans le son, qui est trop dur. Il s'agit donc d'aliments végétaux, ceux-là même que les bactéries de fermentation doivent transformer pour faciliter les digestions, mais qui font aussi souvent défaut dans l'alimentation moderne plutôt carnée.

C'est pourquoi manger quotidiennement, à midi et le soir, une portion de crudités, de salade verte ou de légumes cuits a un effet bénéfique sur la flore intestinale. Ces portions doivent cependant être généreuses pour que les germes de fermentation disposent de suffisamment de fibres pour se nourrir.

Prébiotique 1 — Fruits et légumes

- Des salades vertes et/ou crudités et des légumes cuits au repas de midi et du soir.
- 1 fruit mûr entre les repas.

Le petit-lait

Un autre prébiotique, d'origine animale, peut être utilisé pour régénérer la flore intestinale. C'est le sucre de lait, ou lactose, un *disaccharide* composé d'une molécule de glucose et d'une molécule de galactose. C'est un aliment de choix pour les bactéries de fermentation qui s'en délectent volontiers. Et, avantage non négligeable, la digestion du sucre de lait par les bactéries de fermentation produit des acides lactiques qui, en acidifiant légèrement l'intestin grêle et le début du côlon, créent un milieu adverse à la multiplication des germes de putréfaction. Le lactose est le seul sucre qui agit de la sorte.

Comme son nom l'indique, le sucre de lait provient du lait, qui en contient 4,7 %. Ce pourcentage est peu élevé et il faudrait boire trop de lait pour obtenir un effet bénéfique sur la flore intestinale. On en trouve cependant des concentrations plus fortes dans le petit-lait[7]. Celui-ci, qui est un sous-produit issu de la fabrication du fromage — la partie liquide du caillé — en contient 75 %. Le petit-lait est actuellement vendu desséché, en poudre ou en paillettes dans les magasins diététiques. Il en existe de nombreuses variantes, avec ou sans arôme, qui donnent, mélangées avec de l'eau, une boisson agréable.

7 Pour plus de détails, lire *La cure du petit-lait,* du même auteur (cf. bibliographie).

Prébiotique 2 — Petit-lait

- *Cure intensive:* 1 à 2 c. à soupe de poudre de petit-lait mélangées avec de l'eau, 3 à 6 verres par jour. **Attention à l'effet laxatif à dose élevée!**
- *Dose d'entretien:* 1 à 2 verres de petit-lait reconstitué par jour.

Le sucre de lait

Par des procédés modernes, il est possible d'extraire tout le lactose du petit-lait et d'en obtenir un concentré, vendu dans les magasins diététiques sous l'appellation « sucre de lait ». De tels concentrés, très agréables à consommer, contribuent aussi à une bonne nutrition de la flore et une bonne acidification du milieu intestinal. Que la flore se régénère effectivement est aisé à constater: à la faveur d'une telle cure, la production de gaz et les ballonnements qui accompagnent les mauvaises digestions dues au déséquilibre de la flore disparaissent en quelques jours.

Les effets bénéfiques des prébiotiques se font sentir progressivement, car la régénération de la flore intestinale est un processus physiologique qui s'étend dans le temps. Ces produits doivent être quotidiennement fournis aux germes de fermentation pour qu'ils se fortifient, se multiplient et reconquièrent leur place.

Les prébiotiques, comme les fruits et les légumes, doivent êtres consommés tout au long de la vie, car cela est prévu ainsi par la nature. Bien sûr, il en va autrement des préparations, comme le petit-lait et le sucre de lait, qui sont des compléments à l'alimentation. Ils seront pris en cure d'un mois, deux fois par année par exemple, ou plus souvent, par les personnes souffrant de défaillance chronique de la flore intestinale.

Prébiotique 3 — Sucre de lait

- Cure intensive: 1 c. à soupe de sucre de lait, à prendre 3 fois par jour avec de l'eau ou mélangée à un yogourt bifidus nature.
- Dose d'entretien: 1 c. à soupe par jour.

Les probiotiques

Ce sont des aliments ou des préparations qui agissent en faveur de la vie de la flore intestinale. Contrairement à la plupart des aliments, ils contiennent des germes de fermentation qui peuvent s'intégrer à la flore intestinale et l'aider ainsi à se reconstituer. La concentration en germes varie d'un produit à l'autre, mais elle est toujours très élevée. Une fois avalés, les germes gagnent les intestins et les colonisent.

La prise de probiotiques représente un apport quantitatif important de germes. Elle permet d'augmenter en peu de temps le nombre de germes de fermentation, sans avoir à attendre que ceux présents se multiplient pour reconstruire la flore détruite.

Les yogourts probiotiques

C'est l'aliment probiotique par excellence. Le yogourt probiotique est riche en germes, car il se fabrique avec des germes. Si le lait peut être transformé en yogourt, c'est en effet uniquement grâce à l'action des bacilles lactiques qui font cailler d'une façon spéciale le lait et qui demeurent dans le produit une fois la transformation terminé.

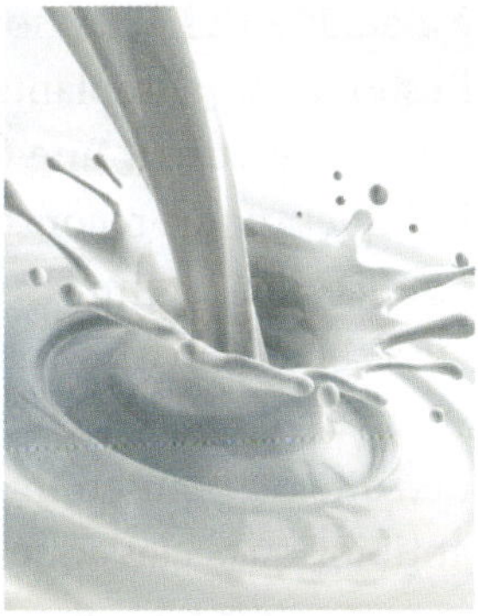

Le mélange lait et bactéries est peu chauffé pour préparer les yogourts probiotiques, conservant ainsi la vie.

Pour être bénéfiques à la flore intestinale, ces germes doivent être vivants. C'est le cas lorsqu'ils n'ont pas été tués par la chaleur. Or, lors de la préparation de la plupart des yogourts, le mélange lait et bactéries est chauffé, ce qui tue toute vie. Les seuls yogourts qui contiennent des germes vivants — qui pourront donc vivre dans l'intestin et s'y multiplier — sont ceux qui n'ont pas subi de cuisson et qui sont désignés expressément comme « yogourts probiotiques ». De tels yogourts se trouvent facilement de nos jours, car leur emploi s'est généralisé.

Un autre critère important dans le choix des yogourts est celui du genre de germes utilisés pour les fabriquer. Certains lactobacilles sont en effet absents de la flore intestinale de l'homme et leur capacité de survivre dans les intestins est très faible. Par conséquent, de tels germes ne peuvent pas aider à régénérer la flore. Ils occupent momentanément la place et ont donc un effet barrière vis-à-vis des bactéries de putréfaction, mais seulement pour un court laps de temps. Disparaissant rapidement, ils doivent être constamment remplacés. C'est le cas avec les lactobacilles *bulgaris,* par exemple.

Les lactobacilles *acidophylus* et *bifidus,* par contre, sont des hôtes normaux de la flore intestinale. Ils résistent assez bien à l'acidité des sécrétions gastriques lors de leur passage dans l'estomac et s'implantent facilement dans le milieu intestinal, où ils demeurent une fois installés. Ces germes sont donc tout indiqués pour reconstituer la flore intestinale. Les yogourts *bifidus,* par exemple, bien connus et répandus de nos jours aussi bien dans les magasins spécialisés que dans les grandes surfaces, en sont riches. Pour reconstituer une flore intestinale détruite ou pour en maintenir une saine lors de traitements aux antibiotiques classiques, il ne faut pas hésiter à manger de 3 à 5 yogourts probiotiques par jour, ou même à volonté. Bien sûr, il est préférable que ces yogourts ne contiennent pas de sucre blanc. Pour les gens qui n'apprécient pas les yogourts natures, ils peuvent les sucrer avec du sucre intégral ou, mieux, avec du sucre de lait, ce qui combine les effets pré- et probiotiques.

Probiotique 1 — Yogourts probiotiques

- Cure intensive : manger quotidiennement 3 à 5 yogourts probiotiques *bifidus* et/ou *acidophylus*, répartis dans la journée.
- Dose d'entretien : 1 yogourt probiotique par jour.

Les concentrés actifs

Très semblables aux yogourts, mais plus concentrés, sont les laits fermentés avec des *lactobacilles,* vendus dans des petits flacons et portant un nom commençant par « acti » (*Actimel* de Danone, *Actifit* de Emmi...). Leur teneur en lactobacilles probiotiques étant élevée, la consommation de 2 à 3 flacons par jour est suffisante pour régénérer la flore. Pour que ces germes colonisent correctement les intestins, les cures doivent s'étendre de une à plusieurs semaines. Un flacon contient environ 6 milliards de lactobacilles (contre 1 milliard environ pour un yogourt probiotique). Cela peut apparaître énorme, mais ce n'est pas beaucoup pour l'intestin puisque sa population normale avoisine plusieurs centaines de milliards de germes.

Probiotique 2 — Concentrés actifs

- Cure intensive : 2 à 3 flacons par jour.
- Dose d'entretien : 1 flacon par jour.

Les préparations de laboratoire

Pour réaliser des apports de germes encore plus importants et, par conséquent, reconstituer plus rapidement et efficacement la flore intestinale, il existe différentes préparations pharmaceutiques à base de germes lyophilisés. La lyophilisation est un procédé qui dessèche délicatement les germes sans les tuer. Lorsqu'ils arrivent dans le milieu humide et chaud du tube digestif, ils se réhydratent et sortent de leur sommeil forcé. Redevenus actifs, ils colonisent les intestins et s'y multiplient. La teneur de ces produits s'élève de plusieurs dizaines de millions de germes à quelques milliards.

Leur efficacité est facile à observer lors de diarrhées, contre lesquelles ils sont souvent conseillés. L'apport massif de germes fait un effet de barrière face à la prolifération des microbes responsables de la diarrhée et enraye ainsi la maladie.

Les règles sanitaires concernant la fabrication de ces produits sont très strictes. Les bactéries qui entrent dans ces préparations doivent obligatoirement être des hôtes habituels de l'intestin, être vivants ou revivifiables et capables d'occuper de manière compétitive le site intestinal face aux bactéries pathogènes et de putréfaction. De plus, les toxines produites par ces germes doivent être inoffensives pour l'homme, mais bactériostatiques pour les germes pathogènes.

Les bactéries lyophilisées se présentent sous forme de poudre à mélanger à de l'eau ou sous forme de gélules.

Probiotiques 3 — Préparations de laboratoire

France :	- *Acidophilus/Biofidus* de Vit' all +
	- *Bifidofactor* de Natren
	- *Lactibiane* de Pileje
	- *Enteroflore* de Yves Ponroy
	- *Ergyphilus* de Nutergia
Suisse :	- *Bioflorin* de Sanofi
	- *Lactoferment 5/10* de Axcan Pharma
	- *Enteroflore* de Yves Ponroy

(Suivre les posologies indiquées par le fabriquant).

L'ultralevure *(Saccharomyces boulardii)* souvent recommandée lors de la prise d'antibiotiques classiques n'est pas un probiotique. Cette levure vivante n'est pas un hôte habituel des intestins ; par conséquent, elle n'entre pas dans la composition normale de la flore intestinale. Elle n'arrive pas non plus à s'implanter durablement dans ce milieu et le quitte après quelque temps. De plus, elle n'inhibe pas la croissance des bactéries pathogènes (effet antibiotique) et n'a aucune vertu nutritive, comme la levure de bière. Alors, pourquoi l'utiliser ?

Malgré ces déficiences, l'ultralevure a la propriété de se mêler à la flore intestinale et d'occuper la place, ce qui la fait entrer en concurrence avec la flore de putréfaction et certains germes pathogènes. Elle contribue ainsi à l'effet barrière de la flore intestinale. Elle remplit d'autant mieux son rôle qu'elle est résistante aux antibiotiques classiques (d'où son emploi pendant ces traitements). Bien que n'étant pas un probiotique, l'ultralevure a donc son utilité.

De manière générale, les levures de bière et les levures alimentaires ne sont pas non plus des probiotiques, mais elles peuvent être utilisées comme l'ultralevure si elles sont vivantes ou revivifiables. Cependant, elles ne le sont que rarement, car la plupart subissent un processus de réchauffement lors de la fabrication, ce qui tue toute vie. Seules les levures vendues spécialement avec l'appellation « levure vivante » ou « levure revivifiable » (Super Diet, Arkopharma, Dr Metz) auront donc un effet barrière. Contrairement à l'ultralevure, les levures de bière et alimentaires ont une valeur nutritive élevée qui a un effet prébiotique sur les germes de la flore.

Réfection des muqueuses intestinales

En complément à la prise de pré- et probiotiques, il est bon de favoriser la régénération des muqueuses intestinales. Détériorées, elles sont trop réceptives à la colonisation par des microbes pathogènes; lésionées, ce sont des portes ouvertes qui laissent les microbes pénétrer dans les tissus.

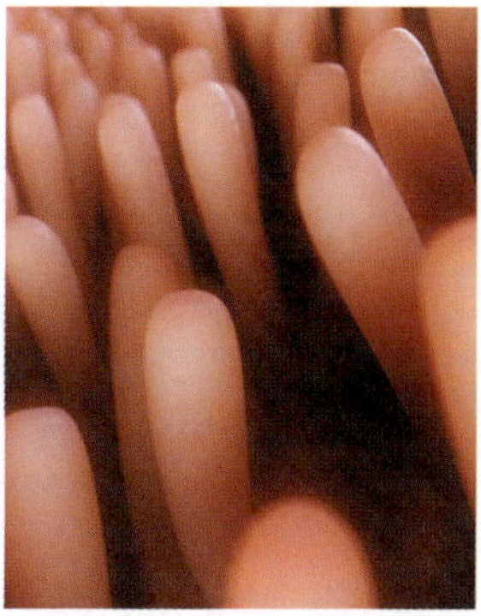

Il est bon de favoriser la régénération des muqueuses intestinales.

Mise à part la régénération de la flore intestinale qui diminue la production de toxines alimentaires agressives, une mesure des plus utiles est la prise de vitamines A, E et F (omégas 3 et 6) qui ont une action régénératrice sur les muqueuses.

Réfection des muqueuses intestinales

- *Huile de lin* : 2 c. à café par jour, mélangées à un support gras : fromage blanc, par exemple. En l'absence d'huile de lin, 2 à 3 c. à soupe par jour d'huile de tournesol, de carthame ou de colza.
- *Huile de germe de blé* : 1 à 2 c. à café par jour, dans un support gras : fromage blanc, par exemple (pour les capsules, suivre la posologie indiquée par le fabricant).
- *Huile de bourrache* : 3 à 6 capsules par jour (ou suivre la posologie indiquée par le fabriquant).
- *Huile de foie de flétan* : 1 capsule par jour.

Pour aller plus loin, consultez le site de l'auteur :
www.christophervasey.ch

Bibliographie

Les antibiotiques naturels

Bergeret Claude (Dr) et Tétaux Marc, *La phytothérapie rénovée,* éd. Maloine, 1972
Livre de base sur les teintures-mères.

Donnadieu Yves (Dr), *La propolis,* éd. Maloine, 1993
Étude complète sur la propolis.

Duraffourd Christian (Dr), Lapraz Jean-Claude, Valnet Jean, *ABC de la phytothérapie dans les maladies infectieuses,* éd. Grancher, 1998
Panorama de l'utilisation des plantes médicinales en pathologies infectieuses.

Jollois Roger, Franchomme Pierre, Pénoël Daniel, *L'aromathérapie exactement,* éd. Roger Jollois, 2001
Livre de base pour les thérapeutes. Études systématiques et approfondies des huiles essentielles.

Jurasunas Serge, *Le lapacho et le cancer, l'arbre miraculeux des Incas,* éd. Miva, 1989
Propriétés et utilisation du lapacho.

Pacaud Gérard (Dr), *L'alternative aux antibiotiques,* éd. Marabout, 2002
L'accent est mis sur l'approche homéopathique. Présentation très intéressante des différents microbes.

Sharamon Shalila, *Le manuel de l'extrait de pépins de pamplemousse,* éd. de Médicis, 1997
Quand et comment utiliser ce nouvel antibiotique naturel

Valnet Jean (Dr), *Aromathérapie,* éd. Maloine, 1975
Livre grand public sur les huiles essentielles, un classique

Correction du terrain

Monnier Georges (Dr), *Santé par l'hygiène intestinale,* éd. Jouvence, 1992
Tout sur les lavements et l'irrigation côlonique.

Vasey Christopher, éd. Jouvence,

- *Manuel de détoxication,* 2014
  Comment stimuler les émonctoires : foie, intestins, reins, peau et poumons pour intensifier l'élimination des toxines. Contient de nombreuses recettes pratiques.
- *Les cures de santé* (avec Johanna Brandt), 2010
  La pratique des jeûnes, monodiètes et autres régimes restrictifs pour favoriser l'autolyse des toxines et le nettoyage du terrain.
- *Les compléments alimentaires naturels,* 2012
  Comment combler les carences du terrain par l'utilisation de la levure de bière, du pollen de fleurs, de la gelée royale, du ginseng, de l'huile de foie de flétan, de l'huile de lin, des algues marines, de l'argousier, de la mélasse noire, de la spiruline et du germe de blé.

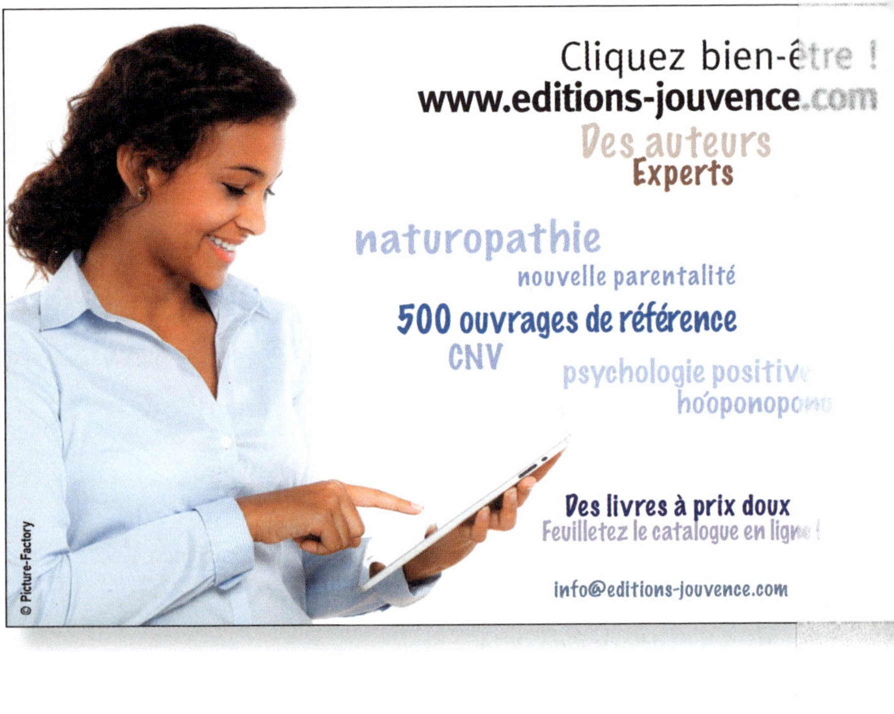

Dépôt légal : octobre 2014 - IMPRIMÉ EN FRANCE - Imprimeur n° 17378

Imprimé en septembre 2014 à l'imprimerie « La Source d'Or » - 63039 CLERMONT-FERRAND

IMPRIM'VERT 2014 — PEFC PEFC/10-31-2008

Dans le cadre de sa politique de développement durable, La Source d'Or a été référencée IMPRIM'VERT® par son organisme consulaire de tutelle. Cette marque a été attribuée à l'issue d'un programme d'investissements et d'un audit garantissant la totale récupération des déchets à des fins de recyclage.

Cet ouvrage est imprimé - pour l'intérieur - sur papier offset 90 g provenant de la gestion durable des forêts, produit par des papetiers dont les usines ont obtenu les certifications environnementales ISO 14001 et E.M.A.S.